Zellschutz und Vitalität
durch natürliches Vitamin E

Zellschutz und Vitalität durch natürliches Vitamin E

von Uwe Karsten

Edition publipress, Lugano

Zellschutz und Vitalität
durch natürliches Vitamin E

(Gesundheitliche Ratgeberbücher ersetzen keinen Arztbesuch)

Originalausgabe

BRD-Repräsentanz u. Produktion:
Karin Karsten, Pressebüro und Verlag
7590 Achern, Postfach 1144
Satz: Riebold, Offenburg
Graphik Titel: Atelier Latt, Offenburg
Graphik Innenteil: Interpublic, Lugano
Printed 1984 in Western Germany
Gedruckte Auflagenhöhe: 500000 Exemplare
ISBN-3-89-167-000-1

Inhalt

Einleitung

„Vornehmlichstes Ziel und eigentlicher Sinn Ihrer Arbeit muß es sein, die Menschen über gesundheitliche Fragen verständlich aufzuklären und soviel Schaden, wie nur irgendwie möglich, von ihnen abzuwenden!"

Immer wieder beginnen mit diesem Satz die Schulungsvorträge für Medizinjournalisten und Autoren in Amerika. Die Art, in der er jeweils vorgetragen wird, läßt ihn nicht zur leeren Phrase, sondern letztlich zu einem Glaubensbekenntnis jener werden, die in den Staaten gesundheitliche Volksaufklärung betreiben. Und darin steht Amerika, besser gesagt die amerikanische Bevölkerung, an der Spitze der Welt. Ebenso im Verbrauch, in der Einnahme von natürlichem Vitamin E. Schon seit Jahren gilt für einen Großteil der dortigen Bevölkerung, was zumindest im deutschsprachigen Raum leider noch in den „Kinderschuhen der Erkenntnis" steckt: umfassender, gesundheitlicher Schutz ohne regelmäßige Einnahme von natürlichem Vitamin E ist in den Staaten undenkbar geworden.

Wohl keiner in unserem Lande verpaßte die Fernsehübertragungen der letzten olympischen Spiele aus Los Angeles. Unbewußt für Millionen wurden dabei Bilder der Stadt übertragen, die die größte Luftverschmutzung der Welt aufweist. Aber eben auch Bilder der Stadt, dessen Bürger sich am meisten, eben aus der gesundheitlichen Gefahr, in der sie täglich leben, mit der Einnahme von natürlichem Vitamin E gegen die

Giftstoffe wehren. Nach Überzeugung von Millionen liegt darin die einzige Chance des Überlebens.

Die strahlend schönen Fernsehbilder von Menschen im sportlichen Wettkampf und Siegespose täuschten nur oberflächlich über ein Übel hinweg, das in unseren Zeitungen mit Schlagzeilen wie „Ist die Olympiade durch Smog gefährdet?“ seinen harmlosesten Niederschlag fand. Schon die Indianer nannten die Gegend um Los Angeles „Tal des stehenden Rauches“. Hier gab es also schon Dunstglocken vor der Industrialisierung. Durch heutige Fertigungsarten bedingte Umweltverschmutzungen ließen dann notgedrungen diese Gegend zur aus diesem Blickwinkel betrachtet, lebensbedrohendsten unserer Erde werden.

Neben den unzähligen Fehlern ist es hauptsächlichstes Merkmal menschlicher Geschichte und Evolution, in Gefahrensituationen und Katastrophen einen unbändigen Überlebenswillen zu entwickeln, der irgendwie zwangsläufig einen Ausweg schafft. Wenigstens bislang hat diese Tatsache die Menschheit vor dem Aussterben gerettet. Der Überlebenswille der Menschen von Los Angeles äußerte sich darin, daß sie die Chance erkannten, die ihnen natürliches Vitamin E angesichts der lebensbedrohenden Umwelt bot. Schon seit mehr als 18 Jahren wird so häufig wie nirgendwo auf der Welt Vitamin E erfolgreich gegen die möglichen Gesundheitsschäden durch die Umweltgifte genommen. Seit mehr als einem Jahrzehnt steht aber auch statistisch das Ergebnis der Gegenmaßnahme fest: trotz höchster Umweltvergiftung blieb die krankheitsbedingte Sterblichkeitsrate der Bevölkerung konstant, konnte nicht auf die, dem Gift entsprechenden, befürchteten Werte steigen. Verständlich, daß nach dieser Erfahrungstatsache der Siegeszug des natürlichen Vitamins E um die Welt begann, heute mehr als 12 Millionen US-Bürger täglich Vitamin E zur Gesund erhaltung einnehmen. In ihrer Spitzenposition hinsichtlich der Höhe des Vitamin E Pro-Kopf-Verbrauchs werden die Amerikaner aber zwischenzeitlich von den Japanern hart bedrängt. Auch im Lande Nippons sind die Umweltgifte derart konzentriert, daß die Bevölkerung ständig hochdosiertes Vitamin E zu sich nimmt, um dieser Gefahr zu entgehen.

Aus indischen Entwicklungshelferkreisen stammt eine andere Meldung: in Bombay ist die Luftverschmutzung in den Slums seit vielen Jahren derart hoch, daß sich dort ein spezielles, asthmaähnliches Lungenleiden entwickelte, das hauptsächlich in Gerbereien beschäftigte Männer befiel. Da eine regelmäßige ärztliche Betreuung nicht möglich war, entschloß man sich, eingedenk des Vorbildes aus Los Angeles, der betroffenen Bevölkerung zumindest hochdosiertes Vitamin E zu verabreichen. Die Anzahl der Krankheitsfälle ging schon drei Monate nach dem Start dieser Aktion merklich zurück.

Was allmählich überall in aller Munde ist, ist in Frankreich und Schottland in den Kliniken. Tatsächlich gibt es hier den Einsatz von natürlichem Vitamin E in Schmerzzentren, in Krebssanatorien und zahlreichen anderen therapeutischen Kliniken schon seit Jahren mit großem Erfolg. Weil ich als deutschsprachiger Autor vorzugsweise in Südfrankreich lebe, wird mir oft-

mals unterstellt, dies hinge wohl mit der schönen Landschaft und der dort strahlenden Sonne zusammen. Keineswegs stimmt dies, obwohl vorgenannte Gegebenheiten natürlich angenehme Begleiterscheinungen sind. Ausschlaggebend ist vielmehr diese Tatsache: traditionell herrscht in Frankreich die Toleranz des freien Geistes. Hier gibt es nicht wie im deutschsprachigen Raum Europas den zermürbenden Kleinkrieg zwischen Alternativ- und Schulmedizin. In einem Land, in dem die Mentalität der Menschen darauf ausgerichtet ist, stets den individuell besten Lebensweg zu finden, wurde die Nutzung von natürlichem Vitamin E ohne große Schlagzeilen für die verschiedensten Gesundheitsbereiche fast unbemerkt zur Selbstverständlichkeit. Steht doch hier im Vordergrund, was nachweislich dem Menschen hilft, und nicht etwa die Tatsache, ob zum Beweis dieser Hilfe auch eine Blind- möglichst sogar eine Doppel-Blindstudie vorliegt.
Zweifelsfrei wird es stets eine Frage der menschlichen Verantwortung sein, wichtige gesundheitliche Erkenntnisse schnellstens zu nutzen. Und das sei auch betont, um Mißverständnisse zu vermeiden: bei Heil- oder Nahrungsmitteln, die die geringste schädliche Nebenwirkung für den Menschen haben können, darf man ganz einfach nicht auf wissenschaftlich exakte Beweise verzichten. Doch auch den Forschern, die dem Vitamin E vielleicht noch aus Gründen mangelnder Information abwartend und kritisch gegenüberstehen, liegt der wissenschaftliche Beweis eindeutig vor, daß die Einnahme von natürlichem Vitamin E auch in sehr hoher Dosierungsform absolut unschädlich ist. Genau

diese Tatsache rechtfertigt uneingeschränkt den Einsatz von natürlichem Vitamin E auch für jene gesundheitlichen Gebiete, in denen nur Erfahrungswerte und keine Studien vorliegen, die die oftmals jahrelange Prozedur des klinisch sicheren Beweises überdauert haben.

Für diejenigen „Instanzenwissenschaftler", die mich für diese Aussage kritisieren werden, hier ein Beispiel aus dem Alltag: 1954, als also in Europa in Ärztekreisen nahezu unbekannt war, daß Vitamin E wirksame Hilfe bei Hautverbrennungen bringen konnte, benutzte der südfranzösische Pharmazeut Robert Belile in der Nähe von Hyers bereits das Vitamin E als Zusatz für seine naturkosmetischen Salben. Als eines Tages sein damals neunjähriges Töchterchen Nicole an seinen defekten Wagen trat, entwich kochendes Wasser dem Kühler. Zu allem Unglück spritzte dabei das brodelnde Wasser dem Mädchen ins Gesicht.

Robert Belile benutzte zur Schmerzlinderung und Kühlung das einzige Mittel, das er gerade zur Hand hatte: einen Kanister mit d-alpha Tocopherol (Wissenschaftliche Bezeichnung für natürliches Vitamin E) in einer Emulsionsform. In seiner Not schüttete er den Inhalt des gesamten Kanisters über das Gesicht des vor Schmerz schreienden Mädchens. Natürlich fuhr er dann sofort mit dem Kind zum nächsten Arzt. Doch der brauchte nicht mehr viel zu tun. Weder bildeten sich die gefürchteten Brandblasen im Gesicht des Mädchens, noch waren die Schmerzen weiterhin unerträglich, wie das sonst bei Brandverletzungen üblich ist. Zu allem Glück stellte sich dann später im Laufe der unwahrscheinlich schnellen Abheilung der Hautverletzungen heraus, daß sich keinerlei Narben gebildet hatten.

Seit 1961 ist es klinisch bewiesen, wie man durch den Einsatz von natürlichem Vitamin E Brandwunden in ihren Ausmaßen um mehr als 60 % verringern kann. Die Frage an die Fanatiker von Blind- und Doppelblindstudien als einzige Voraussetzung für den Einsatz eines Mittels ist nun: sollte der Vater deshalb die lebenslängliche Entstellung seines Kindes akzeptieren, weil die Behandlungsmethode, die er anwandte, zwar in der Praxis seit 1948 bekannt war, aber eben erst vier Jahre nach jenem Unglückstag offiziell anerkannt wurde?

Wer diese unmenschliche Auffassung vertritt, sollte mein vorliegendes Taschenbuch besser nicht lesen, kann getrost bei seinen Scheuklappen bleiben.

Solange im europäischen Lebensraum noch ein Informationsdefizit von mehr als 95 % über das gesamte Anwendungsspektrum von Vitamin E herrscht, ist das vorliegende Taschenbuch der dringende Versuch, das zu verwirklichen, was amerikanische Gesundheitspädagogen fordern:

Die Menschen umfassend verständlich aufzuklären und durch den gezielten, ständigen Einsatz von natürlichem Vitamin E soviel Schaden wie nur irgendwie möglich von ihnen anzuwenden.

Bormes les Mimosas, France, Oktober 1984
Der Verfasser.

Und immer wieder: Nur natürliches Vitamin E

Nichts mehr mit der „Spitzwegidylle des armen Poeten“ hat die Arbeit eines Medizinautors von heute gemeinsam. Vielmehr entsteht dieses Taschenbuch höchst unprosaisch auf einem Computer. Selbst der Textablauf ist vorprogrammiert. Falls entsprechend eingegeben, können Wortwiederholungen selbstverständlich ausgeschlossen werden. Im Widerspruch zu dieser Tatsache stehen die ständigen Wiederholungen des Begriffs „natürliches Vitamin E“. Dies hat leider seine Berechtigung.

Spricht man in Europa über die Wirkungsweise von Vitamin E, ist den meisten Verbrauchern nicht der gravierende Unterschied zwischen natürlichem und chemischem Vitamin E bewußt, obwohl letzteres biologisch ganz einfach für den Menschen weniger verwertbar ist.

So sehr ich mich ständig in meinen Büchern bemühe, graue Theorie zu vermeiden, um das Ziel der allgemeinen Verständlichkeit zu erreichen, leider ist die Theorie in diesem Fall nicht zu umgehen.

Doch es geht ja um Ihre Gesundheit, um das Aufzeigen einer völlig gefahrlosen Möglichkeit, sich durch die Einnahme eines Naturproduktes vor vielen Krankheiten zu schützen und bereits eingetretene Leiden zu heilen. Allein schon diese Aussicht rechtfertigt die unumgängliche Auseinandersetzung mit der Theorie. Wir müssen dabei auch, wie einige der nachstehenden Beispiele belegen werden, stets zwischen den offiziellen, wissenschaftlichen Berichten und praktischen Erkenntnissen unterscheiden.

Die ersten Experimente mit Vitamin E wurden im Jahre 1922 von Evans, Scott, Bishop an der Universität von Kalifornien durchgeführt. Hierbei handelte es sich um natürliches Vitamin E. Die Bezeichnung E entstand durch die Reihenfolge der Entdeckung, eben nach den bereits bekannten Vitaminen A, B, C, D. Erst im Jahre 1939 wurde Vitamin E erstmals synthetisch hergestellt. Beim Vergleich zeigte sich, daß es hauptsächlich vier Substanzen gibt, die unter der Bezeichnung Vitamin E zusammengefaßt werden können. Sie wurden isoliert, identifiziert und dann als alpha-, beta-, gamma- und delta-Tocopherol bezeichnet. Während sie sich chemisch nur sehr geringfügig unterscheiden, ist der Unterschied ihrer biologischen Wirksamkeit, und nur hierauf sollte es dem Verbraucher ankommen, direkt schon als enorm zu bezeichnen. Wenn alpha-Tocopherol, also das von mir wiederholt betonte natürliche Vitamin E, mit einer biologischen Aktivität von 100 % angesetzt wird, dann hat beta-Tocopherol lediglich nur noch 40 % dieser biologischen Aktivität, gamma-Tocopherol 8 % und delta-Tocopherol winzige 1 % der Wirksamkeit.

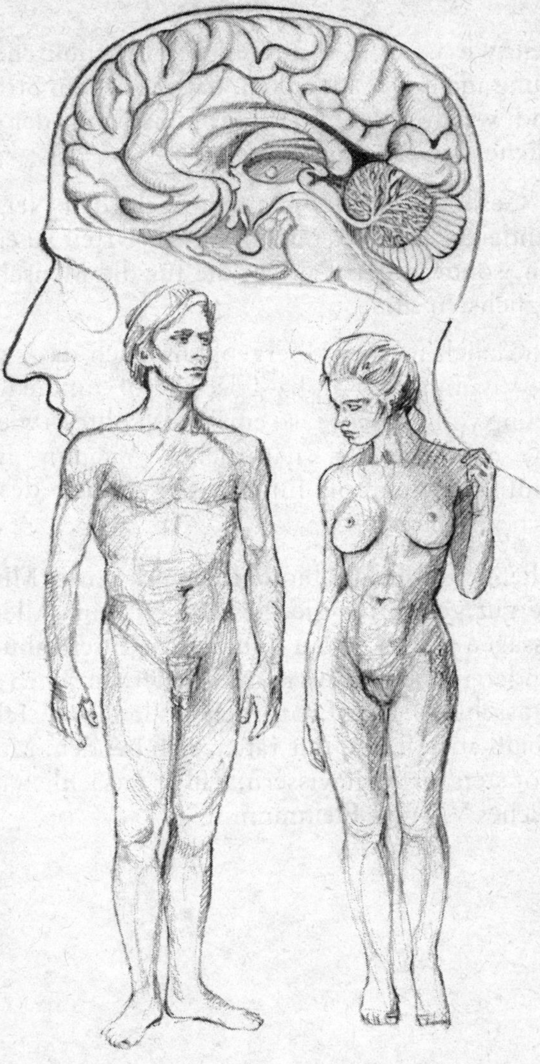

Natürliches Vitamin E ist nicht nur für die Sauerstoffversorgung des Gehirns, sondern für jede, einzelne Körperzelle unentbehrlich

Irgendwie ist es ja vom Gesamtbild schulischer Forschung nicht wegzudenken, daß sofort ein Streit entstand, welches Vitamin E, das künstliche oder das natürliche, besser sei.

Als Gesundheitsautor hat man nicht den Neigungen irgendeiner Großchemie in seinem Urteil zu entsprechen, sondern den Fakten, die für die Menschen am nützlichsten sind.

So nützlich meiner Überzeugung nach das synthetische Vitamin E (dl-alpha-Tocopherol) für die Konservierung von Fetten ist, so einsichtig sollte es wiederum sein, ausschließlich natürliches Vitamin E, also d-alpha-Tocopherol, für die Gesundheit des Menschen zu benutzen.

Schließlich sollte das biologisch wirksamste Mittel gerade gut genug für die Gesundheit sein. Alle meine Aussagen über Vitamin E in diesem Taschenbuch und in anderen Büchern aus meiner Feder, beziehen sich also ausschließlich auf natürliches Vitamin E. Ich kann deshalb auch jedem nur raten, sich bei dem Marktangebot stets zu vergewissern, daß er tatsächlich nur natürliches Vitamin E einnimmt.

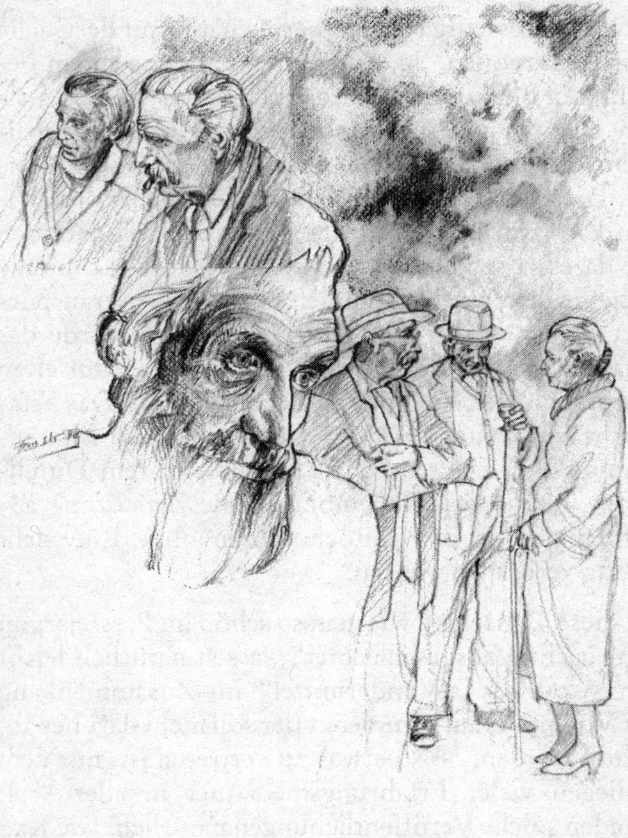

Als das Mittel gegen vorzeitiges Altern gewinnt Vitamin E von Tag zu Tag mehr und mehr an Bedeutung

Vitamin E – Wirkungsübersicht

Gewisse Presseorgane sind berufsmäßig auf der Suche nach Sensationen. So verständlich dies aus einem bestimmten Blickwinkel heraus auch sein mag, stets melden sich dann besorgte Kritiker mit wissenschaftlichem Vorwand, um alles generell wieder zu verurteilen. Dies war auch lange Zeit das Schicksal von Vitamin E. Natürlich ließ es die wildesten Spekulationen zu, da es ja schließlich Sauer- und Nährstoff in jede einzelne der circa 60 Billionen Körperzellen transportiert. Allein schon durch diese Funktion wurde das Vitamin E zu der dominierenden Substanz in unserem Körper, die den Energiewechsel regeln hilft. Das Vitamin wacht weiter darüber, daß die mit dem Blut ankommenden energiereichen Stoffe bei ihrem Durchstrom durch die Zellmembran keine Zerstörung anrichten und in den Mitochondrien ohne Rücksicht richtig verbrannt werden.

All diese Tatsachen, wie man so schön im Pressejargon sagt „richtig ausgeschlachtet", lassen natürlich leicht den Ausdruck „Wundermittel" im Zusammenhang mit Vitamin E aufkommen. Hier soll nicht darüber gerichtet werden, ob so etwas zu vertreten ist, nur dem Anliegen vieler Erfahrungsmediziner in aller Welt schaden solche Veröffentlichungen natürlich. Die Kritiker des Vitamins richten sich in ihren Angriffen dann nämlich stets auf diese vergleichenden Beschreibungen aus, können dann sachlich widerlegen, ohne den Kern der Dinge richtig anzusprechen. Auch in Sachen

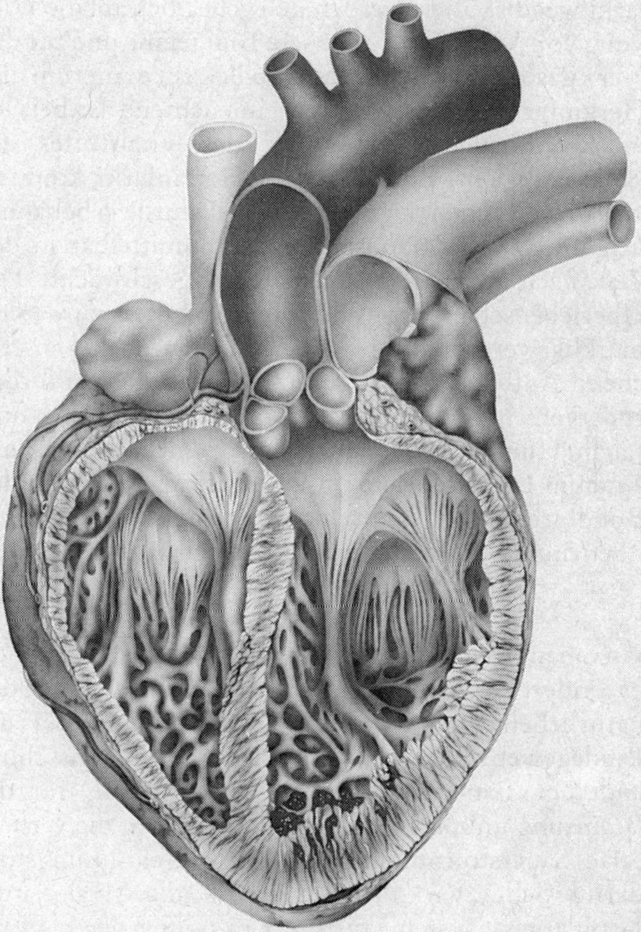

Schematische Darstellung des menschlichen Herzens

Vitamin E konnte deshalb beispielsweise lange die ausgezeichnete Wirkung des Vitamins nach dem Herzinfarkt wegdiskutiert werden. Ich gehe noch auf die Wirkung von Vitamin E für unsere Blutgefäße und für das Herz gesondert ein, an dieser Stelle geht es nur um den Herzinfarkt: einfach logisch einleuchtend ist bei der muskelaufbauenden Wirkung des Vitalstoffes die Notwendigkeit, ihn nach dem Herzinfarkt konzentriert einzusetzen. Der Herzmuskel wurde ja bekanntlich durch die Zwangsruhepause unmittelbar in der Zeit nach dem Infarkt abgebaut, geschwächt. Die Überlebenschance von allen Herzpatienten würde sich merkbar vergrößern, bekäme der Herzmuskel ausreichend Aufbaustoffe. Vitamin E wird dieser Anforderung gerecht. Obwohl es in Amerika, Frankreich und Japan Hunderte von Herzkliniken gibt, die deshalb Vitamin E hochdosiert einsetzen, ist man leider in der Bundesrepublik Deutschland, wenigstens offiziell, noch nicht so weit, sich zu diesem Schritt zu bekennen.

Unabhängig von dieser Tatsache, auf die ich aber noch gesondert zurückkomme, ist der Wirkungsbereich des natürlichen Vitamin E für Muskeltätigkeit, für die Bindegewebsfunktion, für den Oxidationsschutz anderer Vitamine, Hormone und Enzyme, für die Bremsung unkontrollierter Fettoxidation, die verbesserte Sauerstoffnutzung, für die durchblutungsfördernde Schutzwirkung auf Gefäßwände, Muskulatur, Kapillargefäßsystem, für die Kräftigung der Herztätigkeit, für den günstigen Einfluß über die Hirnanhangdrüse auf den Hormonhaushalt, für die Cholesterin- und Fettabbauwirkung, für die Leberschutzwirkung, für die Verlangsamung von Alterungsprozessen, die Erhaltung von Funktion und Aussehen der Haut, für den Schutz vor gesundheitsschädigenden Prozessen durch Umwelteinflüsse und für die allgemeine Erhöhung der körperlichen Leistungsfähigkeit von überragender Bedeutung.

Diese kurze Zusammenfassung ist aber in sich schon so vielfältig, daß man auch als Gegner von Schlagworten allmählich Verständnis dafür bekommt, daß das Vitamin E, das natürliche, selbstverständlich mit einem Wundermittel verglichen wird. Derart wirksamer und umfassender Gesundheitsschutz ist zu selten und zu wertvoll, um eben ganz einfach bei den nüchternen, von den Wissenschaftlern festgelegten Definitionen zu bleiben. Und deshalb erlöse ich jetzt auch meine Leser von der grauen Theorie, die ich selbst nicht sonderlich schätze, gehe zur praktischen Anwendung des Vitamin E bei den verschiedenen Leiden über.

Augenleiden, Augendruck

Die Quellen der Vitamin-E-Verwendung für Augenleiden stammen aus Malaysia. Wie schon bei dem anfangs erwähnten Beispiel mit Indien ist man dabei wieder auf die Berichte von Entwicklungshelfern angewiesen. Auch in Malaysia ist die Versorgung mit normalen medizinischen Präparaten gleich null. Aus bestimmten Gründen gibt es aber durch Spendenfonds Vitamin E in ausreichender Form. Da Vitamin E ja einen vorbeugenden, die Abwehrkräfte des Körpers mobilisierenden Charakter hat, wird es allgemein verabreicht.

So kann man dann Krankheitsgeschichten aufzeichnen, in denen bei einem erkannten Leiden eben nur Vitamin E eingesetzt wird, weil man sonst nichts hat. Es ist in diesem Zusammenhang als bestürzend anzusehen, daß die Berichte unserer und anderer europäischer Entwicklungshelfer nicht richtig wissenschaftlich ausgewertet werden, sondern meist nutzlos in Datenarchiven lagern.

Aus den Malaysia-Erfahrungen läßt sich sagen: die hochdosierte Einnahme von Vitamin E (1000 IE)/T, bringt nach etwa dreiwöchiger Behandlungsdauer eine zunehmende Senkung des Augeninnendrucks. Unterstützt und verbessert kann diese Wirkung noch durch zusätzliche Einnahme von hoch dosiertem Vitamin C werden.

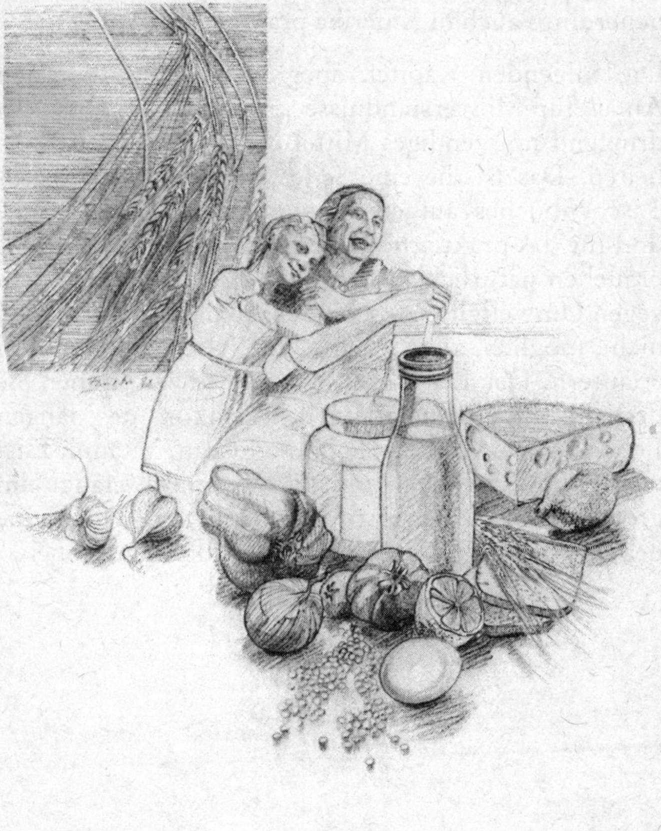

Natürliche Nahrung ist unverzichtbar – nur enthält sie nicht genügend Vitamin E

Die dortige Anwendung von Vitamin E und C bei Augenverätzungen ist sogar klinisch bewiesen und wird neuerdings auch in Amerika praktiziert!

Die folgenden Kapitel, aber auch dieses, könnten Anlaß für Mißverständnisse sein. Vitamin E ist ein dringend notwendiges Mittel bei sehr vielen Krankheiten. Das ist die eine Seite, die im Verlauf dieses Taschenbuches aufgezeigt werden soll. Die andere und für das praktische Leben sehr wichtige Seite: Sie brauchen natürliches Vitamin E dringendst, um sich gegen Umweltgifte zu schützen. In diesem Buch ist es nicht möglich, die Theorie der freien Radikale zu erläutern. Der Platz fehlt dazu. Bitte vergleichen Sie deshalb mit meinem Buch „Lexikon des langen Lebens“. Nur denken Sie immer daran, Vitamin E ist ein „Freier Radikalen-Fresser“. Vitamin E „fängt“ im großen Maße die Schadstoffe und Umweltgifte ein, die neben den Krankheiten Ihre Gesundheit bedrohen.

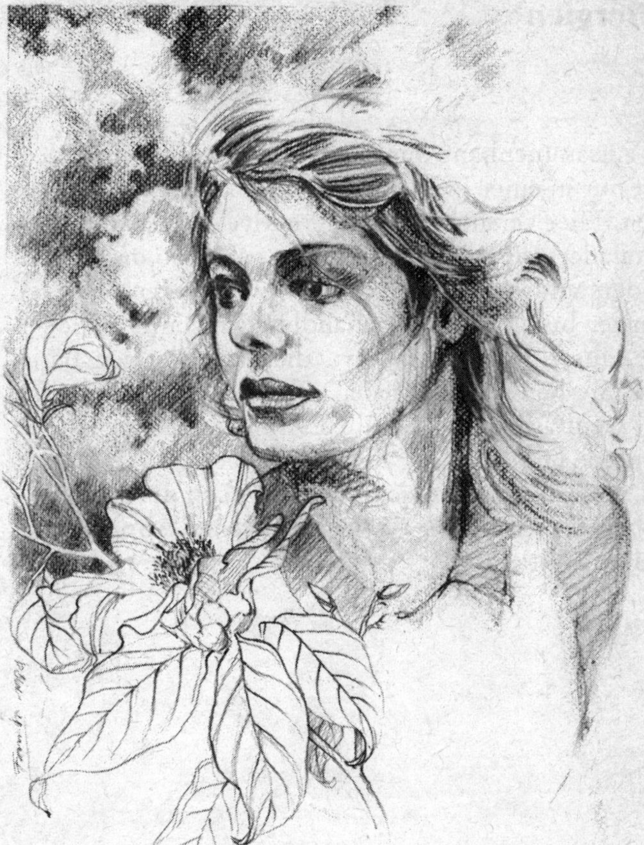

Vitamin E schützt gegen Allergien, die Hautunreinheiten mit sich bringen können und wird immer mehr als Schönheitsmittel bekannt

Allergien

Im Zusammenhang mit Allergien wird Vitamin E derzeit nur in einer Privatklinik von Miami-Beach eingesetzt. Hier versucht man, alternative Methoden gegen Totalallergien zu entwickeln. Es geht also darum, die Widerstandskraft des Körpers zu stärken. Erfolge wurden bislang bei der Behandlung von entzündlichen Hautausschlägen registriert, die auf Allergien beruhen. Sie heilen entschieden schneller als gewöhnlich ab, wenn sie mit Vitamin-E-Emulsionen behandelt werden. Die Wirkung des hochdosierten Vitamins E bei Allergien erklärt sich natürlich auch durch die allgemeine Verstärkung der körpereigenen Abwehrkräfte durch Vitamin E.

Unzureichende Vitamin-E-Versorgung

Daß das Vitamin E eine äußerst wirkungsvolle Waffe gegen die Anämie ist, wagen nun auch schon die größten Gegner dieses Vitalstoffes nicht mehr zu bezweifeln. Aber die weichen immer noch auf ein Gebiet aus, daß ich gern mit einer Milchmädchenrechnung bezeichne.

Sie rechnen nämlich aus, daß es keinen Mangel an natürlichem Vitamin E bei sinnvoller Ernährung gäbe. Damit auch hier kein Mißverständnis aufkommen kann; ich selbst bin Anhänger einer gesunden Ernährung, habe das ja wohl auch durch mein Buch „Ihre Antikrebsdiät durch Vollwertkost" öffentlich bewiesen, aber ich bin auf der anderen Seite auch kein Grünzeugguru. Es ist heutzutage unmöglich, durch einfache Nahrungseinnahme sich die Menge natürlichen Vitamins E zu verschaffen, die notwendig wäre, einen einzigen Mangelzustand des Körpers zu beheben. Das möchte ich Ihnen an einigen praktischen Beispielen beweisen. Um die Frühstücksmenge von 200 IE Vitamin E zu bekommen, die ich beispielsweise einnehme, müßten Sie 28,6 kg erntefrische Kartoffeln essen. Abgesehen davon, daß es die nur eine bestimmte Zeit im Jahr gibt, bis zum Mittagessen müßten Sie mehr als einen Zentner Kartoffeln gegessen haben, um die nächste Kapsel Vitamin E, die dann fällig ist, natürlich zu ersetzen. Sie können es allerdings dann zum Abendessen einmal mit 52,4 Kilo Tomaten versuchen, weil diese Menge auch 200 IE Vitamin E ergibt. Mit 290 Hühnereiern pro Mahlzeit schaffen Sie es auch. Doch genug solcher abstrusen Rechenbeispiele. Ich halte sehr viel von Vollwertkost. Ich halte nur nichts von Leuten, die daraus eine Ideologie machen, sonst nichts mehr sehen. Dadurch werden Gutgläubige nur verleitet, nichts aktiv für ihre Gesundheit zu tun. Und genau an diesem Punkt werden Fanatiker eben immer gefährlich

Übrigens, ich selbst bin eigentlich ein ausgesprochen anämischer Typ, was sich vielleicht durch meine Schreibtischarbeit erklären läßt. Bis vor etwa vier Jahren verfügte ich über erschreckend wenig rote Blutkörperchen. Wie ich schon in meinem Buch „Lexikon des langen Lebens“ nachwies, nehme ich seit dieser Zeit über den gesamten Tag verteilt 1000 IE Einheiten natürliches Vitamin E und 2 g Vitamin C. Kam ich früher auf neun Krankheitstage pro Jahr statistisch, so war ich mit der Ausnahme eines Zahnarztbesuches in den letzten Jahren niemals krank. Ganz offen gesagt, hatte ich auch früher nicht die Leistungskapazität von gewöhnlich 15 Arbeitsstunden pro Tag. Sie merken also, ich schreibe diese Broschüre aus eigener, praktischer Überzeugung, nicht weil ich wie viele Kritiker dieses Vitalstoffes irgendwo irgendwann einmal irgend etwas darüber gehört habe.

Für Leser, die übrigens die Rechenbeispiele noch weiter verfolgen wollen und natürlich zur ernsthaften Information, finden Sie am Ende des Taschenbuches die entsprechenden Tabellen.

Alterserscheinungen

Wir wollen uns jetzt dem Wirkungsbereich des Vitamins E auf das Alter zuwenden. Zumindest Teile dieses Kapitels haben den großen Vorteil, daß sie von ihrer Bezugnahme den meisten Lesern nicht völlig unbekannt sind.

Wohl niemand unter Ihnen konnte sich den zahlreichen Schlagzeilen der Boulevardpresse verschließen, in denen Vitamin E als das Wundermittel für ein langes Leben angepriesen wurde. Wie gesagt, ist es eine Sache der persönlichen Einstellung, über solche Schlagzeilen zu urteilen. Nur in diesem Falle bejahe ich die Aussagen voll und ganz, wenn mich auch grundsätzlich das Wort „Wunder" erheblich stört. Letztlich ist die Wirkung von natürlichem Vitamin E auf unsere Zellen und damit auf unsere Gesundheit, wie der weitere Verlauf meiner Ausführungen noch beweisen wird, durchaus völlig logisch zu erklären, wissenschaftlich bewiesen und hat eben nichts mit Wunder zu tun. Will man überhaupt Begriffe dieser Art verwenden, sollte man höchstens von einer sehr segensreichen Wirkung des Vitamins E auf unseren gesamten Organismus sprechen.

Doch welche Wirkung des Vitamins wird da eigentlich so lautstark propagiert? Bedenken wir einmal, daß jegliche Form des Alterns eine spezifische Funktion des Stoffwechsels im menschlichen Körper darstellt. Über diese Tatsache sind sich die Wissenschaftler der unterschiedlichsten Fachgruppen völlig einig. Aber diese Einigkeit besteht erst sehr, sehr kurzfristig.

Größtenteils war nämlich im deutschsprachigen Raum die Wirkung des Vitamins E noch vor fünf, sechs Jahren völlig unbekannt. Fast sensationell mutet es im Vergleich zu dieser Tatsache an, daß der renommierte Bonner Professor Zillicken unmittelbar vor Drucklegung dieser Broschüre sagte: „Ohne Vitamin E würde der menschliche Stoffwechsel zusammenbrechen. Der Mensch müßte sterben. Hat er zu wenig Vitamin E, altert er schneller, wird leichter krank, verliert Schwung und Energie."

Über diesen Ausspruch eines der wohl renommiertesten deutschen Wissenschaftler kann man nicht eindringlich genug nachdenken. Besonders dann nicht, wenn man sich meinen Beweis vor Augen hält, daß es nicht mehr möglich ist, auf natürliche Art mit den Mahlzeiten ausreichende Mengen Vitamin E zu sich zu nehmen.

Unterstrichen wird diese Erkenntnis aber noch durch das Forschungsergebnis Professor Gershorns von der Universität Haifa, der mit einer Gruppe von anerkannten Fachwissenschaftlern nach jahrelangen Studien zu dem Ergebnis kam: „Mit genügend Vitamin E bleibt der Mensch etwa 20 Jahre jünger."

Unter diesem „jünger" bleiben versteht man natürlich, das sei hier ausdrücklichst betont, ausschließlich biologisch jünger bleiben. Auch noch soviel natürliches Vitamin E kann niemals den Kalender, wohl aber eben das biologische Alter besiegen. Und darum geht es uns doch eigentlich allen: wir möchten bei angenehmen, lebenswerten gesundheitlichen Bedingungen ein möglichst hohes Alter erreichen. Und unter angenehm ist in diesem Zusammenhang zu verstehen: in körperlicher und geistiger Frische.

Vitamin E ist nicht mit jenen, vielfach künstlichen Mitteln zu vergleichen, die die Lebensfunktion des Menschen irgendwie aufrechterhält, sondern Vitamin E verschafft eine lebenswerte Lebensverlängerung. Das ist der hervorstechende Unterschied.

Um die neuen Erkenntnisse der zitierten Wissenschaftler besser verstehen zu können, müssen wir einen kurzen Blick auf die Geschichte der Medizin in unserem Jahrhundert werfen. Unbestrittene Tatsache ist, daß die mittlere Lebenserwartung der Menschen seit Beginn unseres Jahrhunderts erheblich zugenommen hat. Dabei handelt es sich aber meist nicht etwa um die Verschiebung der natürlichen Alterung, etwa, daß ein 80jähriger heute so rüstig ist, wie früher ein 60jähriger, sondern um die Folgen einer besseren Behandlungsmöglichkeit bei vielen Krankheiten. Der einzelne Patient hat heute eine klar auszurechnende, statistisch höhere Chance, verschiedene Krankheiten zu überleben, die um die Jahrhundertwende meist noch mit einem tödlichen Ausgang für ihn verbunden waren.

Auch bei chronischen Krankheiten hat man vielfach Mittel und Wege gefunden, zumindest ihren Ablauf derart zu verlangsamen, daß die davon betroffenen Menschen immer noch ein hohes Alter erreichen können, obwohl sie in vielen Fällen dauernd behandlungsbedürftig bleiben.

Ganz offen wird dabei der Wert neuer Arzneimittel nicht nur an dem Nutzen, den sie bringen, gemessen, sondern auch an dem Schaden, den sie stiften können. Der Begriff „unerwünschte, schädliche Nebenwirkungen" bei Medikamenten ist in aller Munde, wird manchmal sogar zum politischem Argument.

Bewußt sei hier nicht auf den Mißbrauch solcher Argumente eingegangen. Schließlich ist es in gewissenen Kreisen direkt „schick" geworden, die Pharmaindustrie oder die biologisch-chemische Forschung zu verdammen. Doch soll hier keineswegs abgestritten werden, daß neue Arzneimittel auch bei korrekt durchgeführten tierexperimentellen und klinischen Prüfungen der Verträglichkeit ein zwar statistisch sehr kleines, für den jeweils Betroffenen aber schwerwiegendes Risiko darstellen können.

Durch vorbeugende Anwendung von nebenwirkungsfreien Heilmitteln muß versucht werden, toxische Mittel soweit wie nur irgendwie möglich auszuschließen. Das natürliche Vitamin E ist ein Mittel, das selbst in höchster Dosierung keineswegs irgendwie toxisch ist.

Als Autor medizinischer Ratgeberbücher habe ich in diesem Fall zwei Standpunkte zu berücksichtigen: offiziell wird Vitamin E nur in den wenigstens Fällen zur Wiederherstellung der Gesundheit, sondern in den meisten Fällen zur Erhaltung der gesunden Zellen eingesetzt. Durch vorbeugende Einnahme von Vitamin E sollen unnötige Abbauvorgänge im menschlichen Körper zurückgestellt, aufgehoben, gemildert und vermieden werden.

Natürlich bejahe ich diese offizielle Einstellung, berücksichtige aber eben auch die praktischen Erfahrungen, die nach der Einnahme von natürlichem Vitamin E in hoher Dosierung gemacht wurden. Und die sagen zwingend logisch: Vitamin E kann sehr wohl zur direkten Bekämpfung verschiedener Krankheiten und Leiden mit großem, absolut nebenwirkungsfreien Erfolg eingesetzt werden. Ich hoffe sehr, meine Leser in den noch folgenden Kapiteln davon überzeugen zu können.

Doch bleiben wir vorerst beim Alterungsprozeß im Zusammenhang mit Vitamin E. Es ist wissenschaftlich unbestritten, daß Vitamin E als natürliche Antioxidantien Fettsäure-Peroxidradikale abfangen, sie entaktivieren und auf diese Weise die Schädigung der Zellen – besonders der Zellmembranbausteine – abwenden können. Tocopherole sind natürliche Radikalfänger, die aber nicht die biologische Aufnahme von Sauerstoff verhindern, sondern sogar helfen, ihn in die Zellen zu transportieren.

Die ungeheure Wirkungsbreite des Vitamins E läßt sich auch dann nur erahnen, wenn man weiß, daß es im innerzellularen Raum von 60 bis 100 Billionen Zellen wirkt, dort Schadstoffe abbaut. Und genau hier müssen wir noch einmal auf den gravierenden Unterschied zwischen natürlichem und chemischen Vitamin E kommen.

Nur das natürliche Vitamin E kann den Abbau von

Schadstoffen in den Zellen garantieren, da es eine 100prozentige, biologische Wirkung hat. Beim chemischen Vitamin E bleibt ja in der Aufnahme für den Körper stets ein Isomer übrig, das eben nicht verwertet werden kann. Es liegt ja wohl auf der Hand, daß es bei der Behandlung darum geht, nicht neue Rückstände in den Zellen zu schaffen, sondern alte eben abzubauen. Zudem, als dieses Taschenbuch in der Produktion war, erreichte die Redaktion eine mehr als bedeutsame Nachricht der amerikanischen Gesundheitsbehörde. Man hatte klinisch gesichert die Einnahmewirkung von natürlichem und chemischen Vitamin E im menschlichen Körper genau untersucht. Das sensationelle, offizielle Ergebnis: chemisches Vitamin E war zwei Tage nach der Einnahme nur noch geringfügig im Blutbild nachzuweisen. Bei gleicher Einnahmemenge konnte Vitamin E natürlichen Ursprungs rund dreimal stärker im Blutbild entdeckt werden. Der aktive Zellschutz, den man ja mit dem Vitamin E erreichen wollte, war also vornehmlich durch das natürliche erreicht worden.

Doch zurück zum Alter. Natürlich ist hier, allein schon um Mißverständnisse auszuschließen, ein Definitionsversuch dieses Begriffes nötig. Generell läßt sich jeglicher Alterungsprozeß in zwei Gebiete unterteilen: in das körperliche, physikalische Altern und in das geistige, mentale Altern.

Abgesehen von einigen schicksalsbedingten Ausnahmen, erscheint das Altern nicht plötzlich, vollzieht sich vielmehr in kleinen, fast unmerklichen Schritten.

Diese werden unterschiedlich schnell vollzogen. Deshalb ist „Altern“ keineswegs nur eine Frage der Jahre, sondern meist eine Antwort auf die Einstellung des Betreffenden zum Leben. Sobald der Mensch nicht mehr in der Lage ist zu „lernen“, seine Erfahrungen aus dem Alltagsgeschehen zu ziehen und sich nicht mehr kreativ anzupassen vermag, kann man von Alter sprechen. Demzufolge hat der Wille und der Wunsch des Lernens, das Streben nach neuen Erkenntnissen als hervorstechender Aufschub des Alters zu gelten.

Unzweifelhaft wurde stets nachgewiesen, daß die hochdosierte Einnahme natürlichen Vitamins E die Gehirnzellen aktiviert, auch noch im hohen Alter wieder Lernfähigkeit beim Menschen schafft. Der „Verjüngungseffekt“ von Vitamin E im mentalen Bereich des Alterns ist also eindeutig. Nur ganz am Rande sei hier eine Alternative erwähnt, die sich förmlich aufdrängt, obwohl sie nicht zum Kapitelthema gehört: Immer wieder greifen Jugendliche wegen Lernschwierigkeiten zu Stimulantien, die oft sehr bedenkliche Nebenwirkungen haben, manchmal auch drogenabhängig machen. Bei diesen Betroffenen könnte Vitamin E ein großes Problem mit hoher Dunkelziffer schadlos und natürlich lösen. Eltern und Erzieher sollten nicht tatenlos zusehen, wie sich Jugendliche mit schädlichen Giften ruinieren, sondern den gerade aufgezeigten, gefahrlosen Weg einschlagen.

Generell wird der physikalische Alterungsprozeß in zwei grundlegende körperliche Prozesse unterteilt. Wir unterscheiden einmal den Zellaufbau, den Anabolismus, der den Wachstumsprozeß des lebenden Körpers darstellt und dann den Zellabbau, den Katabolismus, mit dem der notwendige Zusammenbruch des lebenden Körpers gemeint ist.

Allgemeinverständlich läßt sich dies vielleicht so ausdrücken: Ein Dreißigjähriger verfügt über circa 100 Billionen Zellen (ein Fünfundvierziger über circa 65 Billionen Zellen), von denen einige nur wenige Sekunden agieren, andere beispielsweise ein halbes Jahr alt werden, bevor ihr systematischer Abbau in kleinste Bausteine erfolgt. Diese Bausteine werden zum Teil ausgeschieden, zum größten Teil aber wieder für einen Zellneuaufbau benutzt.

Natürlich überwiegt in den ersten Jahren unseres Lebens der Zellaufbau, entwickeln wir unser ganzes Körperpotential. Nach der Wachstumsperiode erfolgt die Zeit des Stillstandes, in der sich Zellaufbau und -abbau im Idealfall die Waage halten. Genau dieser Abschnitt im Leben eines Menschen ist der mit der größten Schaffenskraft. Das letzte Drittel unseres Lebens wird dann von zunächst langsamen, aber leider immer schneller werdenden Abbauprozessen gekennzeichnet.

Es ist deshalb nur eine logische Folge, dem Körper im letzten Lebensdrittel Substanzen zuzuführen, die den Zellabbau verlangsamen und den noch vorhandenen Zellaufbauprozeß verstärken. Natürlich wird es dabei stets unmöglich sein, das Altern ganz zu verhindern. Den jeweiligen Zustand jedoch solange wie nur irgendwie möglich zu erhalten und die Schaffenskraft entsprechend zu optimieren, das eben ist, wie dargestellt, durch die hochdosierte Einnahme natürlichen Vitamins E möglich.

Auswirkung auf das Herz

Welch direkte Auswirkungen natürliches Vitamin E auf das Blut hat, wurde ja schon dargestellt. Und einige Zellauswirkungen des Vitamins E sind mit unserem Abschnitt über das Alter ebenfalls bekannt.

Es liegt nach den vorangegangenen Überlegungen natürlich auf der Hand, daß Vitamin E auf unser Herz, auf die einzelnen Zellen dieses wohl immer noch lebenswichtigsten Organs einen ganz entscheidenden Einfluß haben muß.

Vergegenwärtigen wir uns noch einmal die Gegebenheiten unseres Körpers: das menschliche Herz ist ungefähr so groß, wie die jeweils geballte Faust seines Besitzers. Durchschnittlich wird von einer 13x9x6 Zentimeter großen Ausdehnung gesprochen und ein Gewicht von 300 Gramm veranschlagt. Im Vergleich zu anderen Organen sind die Ausmaße des Herzens eigentlich recht bescheiden. Dabei vollbringt es tagtäglich eine Leistung, die wahrhaft gigantisch ist.

Jeden Tag unseres Lebens pumpt unser Herz zwölftausend Liter Blut durch den Körper. Im Laufe des Lebens sind das etwa 320 Millionen Liter. Das entspricht so ziemlich genau der Füllung von 8000 Tanklastwagen. Bleibt man bei den technischen Vergleichen, muß man weiter sagen: Der Herzmuskel ist als Pumpantrieb auf eine lebenslange wartungsfreie Tätigkeit angelegt und schlägt bis zu seinem Versagen etwa zweieinhalb Milliarden mal.

Würde man diese Leistung mit der irgendeines technischen Produktes vergleichen, nur sehr schlecht ließe sich eine auch nur annähernde Leistungsqualität finden. Die „Technik der Natur" ist immer noch der von Menschenhand geschaffenen weit überlegen, was ja letztlich auch schon in dem erwähnten Wirkungsunterschied von technischem und natürlichem Vitamin E eindeutig bewiesen wurde.

Doch zurück zu unserem Herzmuskel. Während er die Hohlräume des Organs, zwei Vorhöfe und zwei Herzkammern, abwechselnd dehnt und preßt, wird durch diese Tätigkeit das Blut durch das verzweigte Gefäßsystem des Kreislaufs getrieben, bringt Sauerstoff und Nährstoff in jede einzelne Körperzelle. Und das können ja bekanntlich 60 bis 100 Billionen Zellen sein. Unser Herzmuskel ist naturbedingt dort am größten, wo er die schwerste Arbeit zu leisten hat: um die linke Herzkammer herum. Diese muß nämlich das von der Lunge mit Sauerstoff angereicherte Blut durch die Hauptschlagader, durch die Aorta, in den Körperkreislauf drücken.

Entschieden weniger Kraft braucht der Herzmuskelteil, der die rechte Kammer umschließt. Sie hat die Funktion, das verbrauchte, venöse Blut, das zuvor aus dem Körper zurückgeströmt ist, wieder in die nahegelegene Lunge zu pumpen, wo es erneut mit Sauerstoff bereichert wird.

Am dünnwandigsten ist der Herzmuskel natürlich dort, wo er die beiden Vorhöfe bildet. Diese haben lediglich die Funktion, das eingeströmte Blut in die entsprechende Herzkammer zu verfrachten.

Selbstverständlich benötigt unser Herzmuskel selbst auch Blut, das nicht einfach aus dem Reservoir der verschiedenen Füllungen abgezweigt werden kann. Vielmehr verfügt er über ein eigenes Versorgungsnetz, das ihn wie ein Kranz umgibt. Daher stammt der Name Kranz- oder Koronargefäße.

Unser stets arbeitender Herzmuskel verbraucht viel Energie und, was noch wichtiger ist, er muß sie seinen unterschiedlichsten Leistungen entsprechend genau dosieren können. Dies geschieht über feinste Verästelungen der Koronargefäße. Es ist nicht mehr als zwingend logisch, daß bei dieser Komplexität der Aufgaben natürlich auch die Anfälligkeit gegen irgendwelche Schäden enorm gesteigert wird. Verschleißerscheinungen der Gefäße, die sich im Laufe des Lebens verengen und verhärten, die Arteriosklerose also, sind für das Herz eine ständig wachsende Bedrohung. Schließlich sind die hochdifferenzierten Muskelzellen nicht regenerationsfähig, haben selbst bei nur kurzfristigem Sauerstoffmangel, wie etwa bei einer unterbrochenen Blutzufuhr, keine Überlebenschance.

Nach Darstellung der Funktion unseres Herzmuskels ist es eine unumgängliche Frage, wie man sich bei diesem lebenswichtigen Organteil vor Schäden hüten kann. Natürlich in erster Linie durch eine vernünftige Lebensweise, die dem Entstehen der gefährlichen Arteriosklerose vorbeugt. Eine unbestrittene Gefahr für den Herzmuskel stellt das Gefäßgift Nikotin dar, natürlich auch alle sinnlose Völlerei, die zu Übergewicht führt und vor allem jede Hektik und Hetze, die einen Bluthochdruck hervorrufen kann.

Sicherlich können Sie mit vernünftiger Lebensweise, mit viel Bewegung in frischer Luft, etwas für Ihren Herzmuskel, für die Gesundheit schlechthin tun. Auch die richtige Ernährung, wie ich sie beispielsweise in meinem Buch „Ihre Antikrebsdiät durch Vollwertkost“ beschrieben habe, spielt eine ausschlaggebende Rolle. Doch wie auch schon bewiesen, bietet uns die natürlichste Ernährung nicht soviel Vitamin E, um damit Mangelzustände beheben zu können. Wir sind in unserer heutigen Zeit darauf angewiesen, zusätzlich Vitamin E einzunehmen. Und dies entfaltet besonders im Kreislauf schlechthin und in unserem Herzen sein Spektrum an heilkräftiger Wirkung. Vitamin E sorgt in erster Linie dafür, daß im Herzen eine bessere Energiebilanz, also mehr Leistung bei geringerem Substanzverbrauch, entsteht. Dazu wirkt es lebenswichtig den gefürchteten Sauerstoffmangelschäden direkt entgegen. Und vergessen Sie nicht, was ich in dem Kapitel über die Alterserscheinungen schon schrieb. Auch auf das Herz treffen diese Aussagen zu. Vitamin E bremst nämlich die natürlichen Altersvorgänge am Herzmuskel, indem es die Zellmembran intakt hält. Und schließlich verhindert Vitamin E Blutgerinnsel in den Verästelungen der Koronargefäße, indem es die Fließeigenschaft des Blutes erhält und eine ausreichende Versorgung sicherstellt.

Vitamin E als Schutzfaktor des Blutes

Wie jederzeit im Alltagsleben beobachtet werden kann, setzt bei Verletzungen von Blutgefäßen eine automatische Leckabdichtung ein, die die drohenden Blutverluste verhindert und die meisten Blutungen in ein bis drei Minuten zum Stillstand bringt. Allgemein wird diese lebenswichtige Reaktion unseres Körpers als Blutgerinnung bezeichnet und ist, detailliert gesehen, ein hochkomplizierter Vorgang, der sich in exakt aufeinander abgestellten Schritten vollzieht.

Zuerst kontrahiert sich dabei die Muskulatur des verletzten Blutgefäßes und verengt den Durchmesser. Der Anstoß dazu kommt von kontraktionsfördernden Substanzen, die aus zerstörten Gewebezellen stammen. Darauf folgt die Bildung eines Pfropfens aus Blutplättchen (Thrombozyten), die sich scharenweise an der Verletzungsstelle einfinden und aneinanderlagern. Dabei geben sie Stoffe ab, die zusammen mit anderen aus dem zerstörten Gewebe den dritten Schritt einleiten: Die Ausfällung des im Blut gelösten Eiweißkörpers Fibrinogen zu Fibrin. Fibrin letztlich bildet endlose Fäden Blutzellen vernetzen und verkleben und dadurch das eigentliche Blutgerinnsel (Thrombus) bilden. Dieser Thrombus verfestigt sich schließlich durch ein Zusammenschrumpfen der Fibrinfäden, so daß die Wundränder einander angenähert werden. So kompliziert jetzt auch die Schilderung dieses Vorgangs klingen mag, ein kleiner Hautkratzer genügt, um ihn praktisch jederzeit selbst erleben zu können.

Im Laufe der Heilung wird der Thrombus dann mit Hilfe eines speziellen Enzyms wieder aufgelöst. Dies ist ein Vorgang, der sich bei einem Bluterguß im Gewebe an der Verfärbung und Verkleinerung des „blauen Flecks" über einige Tage hinweg sehr anschaulich verfolgen läßt.

Im Normalfall halten sich im strömenden Blut gerinnungsfördernde und gerinnungshemmende Faktoren die Waage. Wird jedoch dieses sehr empfindliche Gleichgewicht gestört, kann es auch ohne eine äußerliche Verletzung zu einem Blutgerinnsel kommen. Der ursprünglich lebenswichtige Vorgang der Blutgerinnung wird dann zu einem lebensbedrohenden. Vor allem bei älteren Menschen mit Arteriosklerose besteht diese Gefahr.

Arteriosklerose ist eine schleichende Krankheit, die durch Ablagerung von Cholesterin und anderen Stoffen zu einer Verhärtung und Verengung der arteriellen Blutgefäße führt und gleichzeitig Unebenheiten an den ansonsten glatten Innenwänden der Blutgefäße erzeugt.

Alle diese Gefährdungen können durch die hochdosierte Einnahme von natürlichem Vitamin E ganz erheblich herabgesetzt werden. Die Wirkung wird allein schon dadurch erreicht, weil durch die Einnahme des Vitamins sofort eine deutlich verbesserte Sauerstoffnutzung in den Körperzellen erfolgt. Dadurch sind wiederum die einzelnen Zellen in der Lage, auf eine zeitweilige Mangelversorgung nicht mehr so empfindlich zu reagieren. Unsere Blutplättchen verlieren durch die Einnahme des natürlichen Vitamin E die gesteigerte und gefürchtete Neigung, sich zusammenzulagern und miteinander zu verkleben. So bleibt die Fließfähigkeit unseres Blutes erhalten, selbst krankhaft verengte Gefäße werden noch anstandslos versorgt.

Andeutungsweise hatte ich schon darauf hingewiesen, daß diese Eigenschaft des Vitamins E, wie ich es in diesem Kapitel beschrieben habe, in vielen amerikanischen und französischen Militärkliniken längst zum Allgemeinwissen gehören. Es ist auf der einen Seite sehr erstaunlich, wie viele Berichte es über den Einsatz von Vitamin E bei Operationen und ähnlichen Dingen gibt. Auf der anderen Seite ist es schlicht unverantwortlich, diese Erfahrungen nicht auszuwerten, sie der Allgemeinheit zugänglich zu machen.

Man sollte sich einmal deutlichst vor Augen halten, daß die Erfolgsquote von operativen Eingriffen beim Menschen entscheidend durch die Einnahme natürlichen Vitamins E gesteigert werden kann. Gesundheitliche Behandlung muß immer zum Ziel haben, direkt dem Menschen zu helfen. Und wegen irgendwelcher Instanzen ist es unverantwortlich, keine Hilfe zu leisten.

Der Vorteil des Vitamin-E-Einsatzes bei Operationen liegt nicht nur, wie man jetzt annehmen könnte, in der Verhinderung von Thrombosen. Die regelmäßige hochdosierte Einnahme von Vitamin E steigert ganz einfach das Immunsystem des Körpers, beschützt einen beispielsweise vor Infektionen, die sich sonst sehr leicht nach Operationen einstellen können.

Wie gut man sein Immunsystem durch hochdosiertes, natürliches Vitamin E aufbauen kann, sehe ich alljährlich im Herbst und Frühjahr bei meiner Familie: niemand bekommt eine Grippe, seit wir Vitamin E regelmäßig nehmen.

Neue Hoffnung bei Krampfadern

Mehr als 2,5 Millionen Menschen, mehrheitlich Frauen, leben allein in der Bundesrepublik Deutschland mit Krampfadern. Und diese Zahl beruht noch auf sehr vorsichtigen Schätzungen. Der Ausdruck Krampfadern kommt aus dem Umgangsdeutsch, besitzt keine medizinische Aussage. Man versteht darunter strang- oder venenförmige Verdickungen der oberflächlichen Beinvenen. Die medizinische Bezeichnung dafür lautet Varizen, das Krankheitsbild wird mit venöser Insuffizienz bezeichnet. Trotz ihrer vorstechenden Häufigkeit verursachen Varizen oft lange Zeit keine oder nur geringfügige Beschwerden, wenn man einmal von dem rein kosmetischen Problem absieht, das sie für viele Frauen darstellen. Es liegt in der Natur der Sache, daß Krankheitsbilder, die eben nicht immer wieder durch anhaltende Schmerzen auf sich aufmerksam machen, achtloser behandelt werden als eben die, die durch ständigen Schmerz stets auf sich aufmerksam machen. Allein schon deshalb liegt bei der Behandlung von Varizen sehr vieles im argen.

Krämpfe, auf die die irreführende Bezeichnung „Krampfadern" schließen läßt, treten auch im Spätstadium der Varizen nur äußerst selten auf. Das Wort „Krampfadern" kommt vom althochdeutschen „Krump" mit der Bedeutung „krumm, geschlängelt", bezieht sich also nur auf das rein äußere Erscheinungsbild dieses Leidens.

Aus systematischer Sicht lassen sich primäre und sekundäre Varizen unterscheiden, je nachdem, ob in erster Linie oberflächliche oder tiefe Beinvenen betroffen sind. Primäre Varizen sind durch eine meist erbliche Funktionsschwäche der Venenwand und des umgebenden Bindegewebes bedingt. Bei Frauen spielen zusätzlich noch hormonelle Einflüsse eine Rolle. Auch durch Schwangerschaft und die damit verbundene Gewebebelastung werden Varizen in ihrer Entstehung begünstigt.

Das vornehmliche Auftreten von Krampfadern an den Beinen hängt mit dem dort lastenden hydrostatischen Druck zusammen. Wenn die Ventilfunktion der Venenklappen versagt, drückt eine mächtige Blutsäule, die vom Knöchel bis zum Herzen reicht, auf die ohnehin schon geschwächten Gefäßwände. Dadurch wird der venöse Rückstrom verlangsamt oder ganz zum Stillstand gebracht. Blutflüssigkeit tritt in das Gewebe über, und eine Schwellung breitet sich aus.

Zwischen den oberflächlichen und den tiefgelegenen Venen bestehen meist direkte Querverbindungen, die eine Umleitung des Blutstroms ermöglichen. Diesen Umstand macht sich eine Therapie zunutze, deren wichtigste Maßnahme im Anlegen eines elastischen Druckverbandes besteht.

Hierbei ist zu bedenken, daß die oberflächlichen Venen nur etwa 10% des herzwärts gerichteten Rücktransports durchführen. Der Hauptblutstrom fließt in die Tiefe, wobei die Beinmuskulatur wie eine kombinierte Druck- und Saugpumpe wirkt. Wenn aber jetzt die Erkrankung, etwa durch Entzündung oder

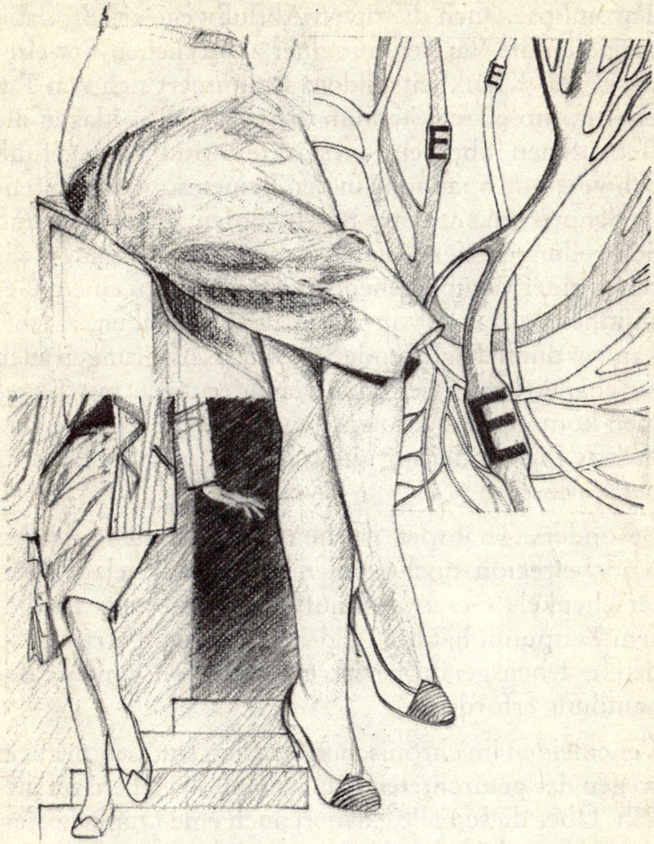

Vitamin E hilft auch bei schwersten Venenleiden

Thrombose, auch die tiefen Abflußwege erfaßt, dann reagieren die Varizen mit einer zusätzlichen Erweiterung. Das Krankheitsbild verschlimmert sich von Tag zu Tag. Im ersten Stadium dieses Verlaufs klagen die Betroffenen über ein verstärktes Müdigkeitsgefühl. Schwere und Spannung in den Beinen sowie anhaltende Schmerzen sind ihre Beschwerden. Stauungen und Schwellungen signalisieren dabei den Übergang zwischen einer vorübergehenden Krankheit zu einem Gesundheitszustand von bleibenden Schäden. Dabei kann es durch begleitende Stoffwechselstörungen auch zu charakteristischen Hautveränderungen mit Ekzemen kommen. Ebenso entsteht ein Juckreiz, eine vermehrte Pigmentierung und sogar ein örtlicher Austritt der Varizen.

Besonders gefährdet ist hierbei die Innenseite der Knöchelregion, doch können auch im Bereich des Unterschenkels Geschwüre aufteten. Spätestens zu diesem Zeitpunkt hat das Leiden ein Stadium erreicht, in dem es lebensgefährlich ist, eine sehr konsequente Behandlung erfordert.

Venenleiden im chronischen Stadium sind schon allein wegen der gefürchteten Lungenembolie lebensgefährlich. Über diese Fälle existiert auch eine Dunkelziffer. Es wird geschätzt, daß bei uns im Jahr etwa 15000 Todesopfer aus verschleppten Venenthrombosen anfallen. Spätestens bei dieser Zahl wird es unverantwortlich, diese Krankheitserscheinung weiter auf die leichte Schulter zu nehmen und ihr wie leider all zu häufig üblich, lediglich mit einem Stützwickel zu begegnen.

Aus den Vereinigten Staaten, aber auch aus Kanada liegen einwandfreie klinische Berichte vor, wonach durch die Einnahme von hochdosiertem, natürlichen Vitamin E sich nicht nur das subjektive Beschwerdebild venöser Erkrankungen besserte, sondern in einem entscheidenden Maße eben jene gefährlichen Thrombosen verhindert wurden. Abgesehen davon heilten in diesem Zusammenhang sehr viele Beingeschwüre aus.

Da eine andere erfolgreiche Behandlungsalternative im Zusammenhang mit Venenleiden völlig fehlt, man doch eigentlich nur auf technische Hilfsmittel angewiesen ist, die eben mit den 15000 Todesfällen pro Jahr in unserem Land verbunden sind, verlangt schon der gesunde Menschenverstand, sich bei diesem Leiden schleunigst mit natürlichem Vitamin E selbst zu behandeln.

Mehr oder weniger per Zufall brachte diese Behandlung noch einige erfreuliche Begleiterscheinungen. Viele Patientinnen, die die Vitamin E Kapseln einnahmen, wollten natürlich auch etwas gegen die oft sehr unschönen Entzündungen unternehmen, die sie oftmals an den Beinen hatten.

Aus der Praxis stellte sich heraus, daß man diese Vitamin-Kapseln einfach aufschneiden konnte und ihren Inhalt über die betroffenen Hautstellen strich. Bereits nach zwei bis drei Wochen gingen Entzündungen und häßliche Hautflecken zurück. Diese Nebenwirkung der Vitamin-E-Kapseln ist bestimmt solange ein sehr nützlicher Tip, wie es keine speziellen Vitamin-E-Cremes auf dem Markt dafür gibt.

Diabetes und Vitamin

Mehr als sechs Millionen Menschen leiden im deutschsprachigen Raum an Diabetes, eine noch höhere Anzahl ist diabetesgefährdet. Nur sehr wenige Außenstehende vermögen sich vorzustellen, was es heißt, sein ganzes Leben nach den Gesichtspunkten einer bestimmten Diät und vielleicht sogar Insulinspritze auszurichten. Soweit braucht es keineswegs zu kommen.

Der bekannte Diabetiker Dr. V. Buttorini hat in mehreren hundert Fällen nachgewiesen, daß sich der Insulinbedarf von Diabetikern bei gleichzeitiger Einnahme von natürlichem Vitamin E deutlich senkt. In fünfundzwanzig Prozent seiner Fälle konnten die Betroffenen nach längerer Vitamin-E-Einnahme wieder auf das tägliche Spritzen verzichten und auf leichtere Medikamente ausweichen. Berücksichtigt man nun noch die bereits hier aufgezeigten Kapitel hinsichtlich der Vitamin-E-Wirkung auf den Blutkreislauf, könnte man eigentlich die Forderung aufstellen: Diabetiker müssen unbedingt mit natürlichem Vitamin E behandelt werden!

Erkannt haben dies schon viele Ärzte, praktizieren es auch in aller Welt. Nur, offiziell anerkannt ist diese Behandlungsmethode für Diabetiker eben noch nicht. Hier fehlt es ganz offensichtlich an einer verantwortungsbewußten Öffentlichkeitsarbeit. Bei Entstehen dieses Buches wurden im Raum Baden-Württemberg 20 Diabetiker befragt. Niemand von ihnen hatte auch nur die geringste Ahnung von der Wirkung dieses Vitamins auf seine Krankheit.

Faßt man die Ergebnisse zahlreicher Versuche zusammen, läßt sich auch die Aussage formulieren, daß Vitamin E sehr hilfreich und nützlich für die reguläre Arbeit der Bauchspeicheldrüse ist. Spätestens bei dieser Erkenntnis müßten sich all die Menschen angesprochen fühlen, die von dieser Krankheit bedroht sind. Es besteht durchaus die reale Möglichkeit, eben durch regelmäßige Einnahme von Vitamin E der Gefahr der Diabetes-Erkrankung zu entgehen.

Wenn Sie an dieser Stelle sich noch einmal rückerinnern, welch gute Wirkung das Vitamin bei den Krampfadern hatte, dann ist Ihnen auch sofort verständlich, daß Vitamin E die vielfach offenen Fußgeschwüre bei Diabetikern zurückbilden, nach entsprechend langer Behandlung sogar heilen kann. Hier liegt noch ein großes Forschungsgebiet vor uns, das man unbedingt sofort im Interesse von Millionen Kranken in aller Welt nutzen müßte.

Eine sehr häufige und gefährliche Eigenschaft bei Diabetikern ist das Übergewicht. Doch letztlich sind nicht nur diese Kranken davon betroffen. Auch Herz-, Nieren- und Leberkrankheiten werden oft durch Wasserspeicherung im Körper charakterisiert, was auch wiederum eine Eigenschaft der Übergewichtigen sein kann. Geschwollene Füße sind dabei ein Symptom. Wasser scheidet unser Körper ja bekanntlich über die Nieren aus. In jahrelangen Klinikberichten wird bewiesen, daß Vitamin E den Fluß des Urins und damit die normale Nierenfunktion anregt. Selbstverständlich können Sie jetzt sagen, daß wir ja über ganz ausgezeichnete, synthetische, harntreibende Medikamente verfügen, und diese viel direkter wirken. Das stimmt. Doch bei Vitamin E ist gewährleistet, daß dabei nicht auch noch die Mineralstoffe weggespült werden, die der Körper dringend braucht. Gerade das ist nämlich eine der häufigsten Nebenwirkungen harntreibender Mittel.

Vitamin E und Rheuma

Schwellungen und Schmerzen als Ausdruck einer Entzündung sind die ersten Zeichen einer rheumatischen Gelenkerkrankung, einer Arthrose oder Athritis. Schreitet die Erkrankung fort, so führt sie schnell zu Bewegungseinschränkungen und sogar zum Funktionsverlust des Gelenkes. Es können ein oder mehrere Gelenke wie Knie-, Hüft- oder Fingergelenke befallen sein. Die Schmerzen treten meistens in Schüben auf, die Abstände zwischen diesen Schüben werden immer kürzer. Schmerzmittel oder übliche Antirheumatika werden in größeren Mengen benötigt.

Für die Funktion eines Gelenkes ist besonders der Gelenkknorpel und die „Gelenkschmiere“ (Synovialflüssigkeit) wichtig. Abnutzung und Schädigung führt zu dumpfen, bohrenden Schmerzen, Schwellungen, Steifigkeit und Spannungsgefühlen. Das Fortschreiten dieser krankhaften Prozesse wird durch sogenannte Entzündungs-Mediatoren gefördert und unterhalten. Eine besonders gefährliche Stoffgruppe sind die Sauerstoffradikale, die Zellen und Gewebe zerstören.

Eine Vielzahl wissenschaftlicher Untersuchungen hat in den letzten Jahren gezeigt: Hochdosiertes Vitamin E schützt die Zellen, Knorpel und Gelenkflüssigkeit vor der oxidativen Zerstörung durch diese Stoffe. In Fachkreisen spricht man von der Antioxidans-Therapie entzündlich-rheumatischer Erkrankungen.

Deutsche und ausländische Ärzte haben bewiesen, daß durch Einnahme von Vitamin-E-Kapseln Schmerzen und Entzündungen bei Arthrosen deutlich zurückgehen. Bis zu 70 % Schmerzmittel konnten durch die Gabe von Vitamin E eingespart werden. Besonders für magenempfindliche Patienten eine erfreuliche Nachricht.

Hochdosiertes Vitamin E kann die aggressiven zerstörerischen Stoffe, die im Verlauf einer Arthrose auftreten, abfangen und eine Schutzwirkung entfalten.

Es hemmt und dämmt die Entzündung und den Entzündungsschmerz und schützt das Gelenk.

Insiderberichte

Wie ich eingangs schon abklingen ließ, halte ich es für ausgesprochen unseriös, Neuigkeiten oder Wirkungsweisen eines bestimmten Mittels zu verschweigen, nur weil es gegen irgendwelche Interessen verstößt. Ich nenne ein Beispiel:

Es ist seit einigen Jahren bekannt, daß der menschliche Körper eigenes Interferon produziert, sobald man ihm beispielsweise die russische Wurzel Eleeutherokokk, natürliches Vitamin E, mit einer Mindesttagesdosis von 1000 IE und Vitamin C verabreicht. Eine solche Interferonproduktion, die garantiert ungefährlich, da körpereigen ist, würde natürlich nur ein paar Pfennig kosten. Milliarden ließen sich damit nicht verdienen. Wieviel Geld verschiedene Institute beanspruchen, die künstliches Interferon entwickeln wollen, dessen Wirkung höchst ungewiß ist, können Sie jederzeit aus den Zeitungen entnehmen, ich möchte mich hier eines Kommentars enthalten.

Einer der führenden Pioniere auf dem Gebiet der körpereigenen Immunisierung war der kürzlich verstorbene Frankfurter Professor Wacker. Er fand in Amerika und in Rußland größte Anerkennung, seine Forschungsergebnisse wurden mit Erfolg in verschiedenen Leukämie-Kliniken im Ausland genutzt. Die einzige Schlagzeile, die er bei uns erhielt, war die über seinen Herzschlag in Rußland. Und dann erinnerte man sich, daß er ja doch wohl ein großer Wissenschaftler gewesen wäre. Mehr aber auch nicht.

Zwar besteht gegenwärtig berechtigte Hoffnung, daß wieder ein Frankfurter Professor sein würdiger Erbe wird, die Immuntherapie weiterverfolgt, aber gewiß ist es eben noch nicht. Dabei läßt sich doch aus jeder Statistik ablesen, wie viele Menschen letztlich nur dadurch sterben, weil das Immunsystem ihres Körpers nicht mehr so funktioniert, wie es eigentlich sollte.

Damit wir uns aber nicht mißverstehen, hier soll keineswegs zum Ausdruck gebracht werden, daß Interferon ein Krebsmittel sei, wie es vielfach benannt wurde. Interferon kann bei bestimmten Krankheiten die Körperabwehr aktivieren. An mehr glaube ich nicht. Nur darf man solche Gesichtspunkte eben nicht aus dem Auge verlieren. Und Vitamin E stärkt generell die körperliche Abwehr, muß demzufolge noch genauer strikter, beobachtet werden.

Bei den vielen Versuchen, die man mit Vitamin E auf dem rheumatischen Gebiet aber eben auch auf dem postoperativen Sektor machte, stellte sich sehr schnell eine Begleiterscheinung heraus, an die vorher niemand gedacht hatte.

Hochdosierte Einnahme von natürlichem Vitamin E wirkt ausgesprochen schmerzlindernd. Dieser Feststellung kann nicht genügend Bedeutung beigemessen werden. Für die Krankheiten, bei denen die Einnahme von Vitamin E den Schmerz senkt, ist damit der erste nichttoxische Weg der Schmerzbekämpfung gefunden worden. Dies ist in seiner ganzen Konsequenz eigentlich eine medizinische Sensation, fand aber eben leider noch nicht die richtige Beachtung. Wohl deshalb nicht, weil sich ja gerade bei Blind- und Doppelblindstudien,

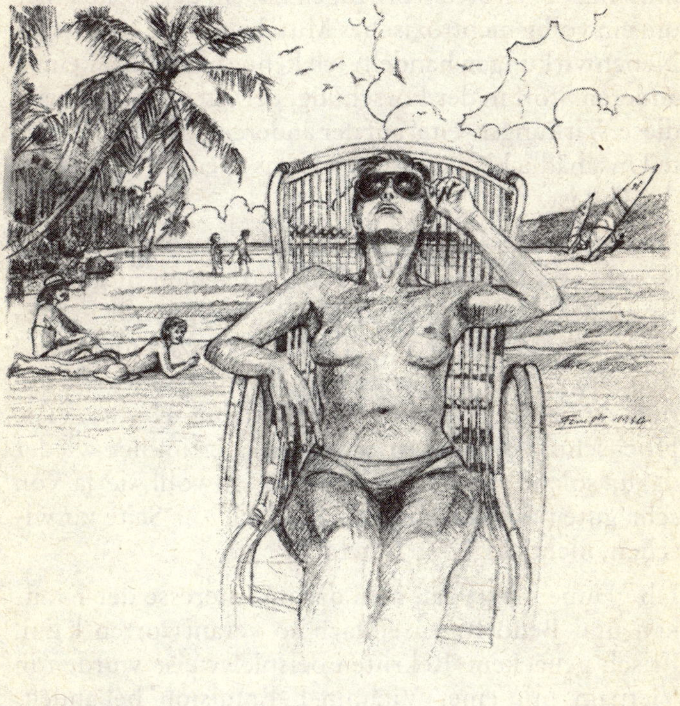

Vitamin E heilt Sonnenbrand

die die Wissenschaft fordert, auf dem Schmerzsektor stets Schwierigkeiten auftun.

Doch wie gesagt, bei aller Beurteilung der Sachlage muß man eben stets vor Augen haben, daß es sich hier um ein völlig nichttoxisches Mittel ohne die geringsten Nebenwirkungen handelt. Ich kenne eigentlich keinen anderen Stoff in der Forschung, der auf der einen Seite diese Wirkungsbreite, auf der anderen Seite die absolute Unschädlichkeit besitzt, wie das eben bei Vitamin E der Fall ist.

Bei verschiedenen Quellen, aus denen man sein Wissen bezieht, gerät man als Medizinautor auch in gewisse Konflikte. Aus den Erfahrungen, die sowohl Frankreich wie auch Amerika in Indochina beziehungsweise Vietnam gemacht haben, liegen natürlich sehr viele Berichte über den Einsatz von Vitamin E vor. Viele Hochschulwissenschaftler neigen aber immer wieder dazu, solche Erfahrungsberichte, obwohl sie ja von sehr guten Ärzten stammen, einfach zur Seite zu wischen, nicht länger zu beachten.

Ich glaube nicht, daß man das im Interesse der Kranken und Bedürftigen einfach so verantworten kann. Frisch gebackene Rekruten beispielsweise wurden in Vietnam mit einer Vitamin-E-Emulsion behandelt, wenn sie den dort oftmals unumgänglichen Sonnenbrand bekamen. Bereits nach dreißig Minuten waren dann zumindest ihre Schmerzen verschwunden, in vielen Fällen pellte sich auch nicht die Haut, wurden andere Unannehmlichkeiten vermieden. Vor wenigen Monaten versuchte eine Firma deshalb, eine Vitamin-E-Creme gegen Sonnenbrand in Deutschland auf den

Markt zu bringen. Erfolg hatte sie damit nicht, denn um freiverkäuflich zu bleiben, geriet der Vitamin-E-Anteil viel zu gering. Deutsche Behörden verweigerten höher, zweckmäßiger dosiert einfach die Zulassung. In Frankreich und Spanien bekommen ab Sommer 1985 eben deutsche Touristen bei Sonnenbrand eine hochdosierte Vitamin E-Creme. Hier kannte man also die Wirkung, scheute den Behördenapparat, und wir müssen demnächst die Creme im Ausland einkaufen.

Es war ganz selbstverständlich, daß man zur allgemeinen Stärkung des Körpers den Vietnamveteranen zunächst einmal hochdosiertes Vitamin E verabreichte. Natürlich erreichten die Verantwortlichen so auch ihr Ziel, doch ein Nebenfaktor wird von offiziellen Stellen immer noch verschwiegen:

Sehr viele der Soldaten aus Vietnam waren ganz einfach drogensüchtig. Sie mußten sich einigen Entzugskuren unterziehen. Das unbeabsichtigte Ergebnis dieser Kuren: diejenigen Süchtigen, die natürliches, hochdosiertes Vitamin E bekommen hatten, waren viel leichter wieder von der jeweiligen Droge loszubekommen als die, bei denen man mit anderen Mitteln den Körper wieder hatte aufzubauen versucht.

Obwohl dieses Ergebnis kein Einzelfall ist, es sogar in zwei Ländern, nämlich Amerika und Frankreich vorliegt, hat noch niemand offiziell daraus den Nutzen gezogen. Wenn Vitamin E hilft, von Drogen loszukommen, müßte es doch sofort als die garantiert nichtgiftige Therapie eingesetzt werden.

Wie eingangs erwähnt, wohne ich an der Côte. Bis nach St. Tropez sind es nur knappe vierzig Kilometer. Ganz hartnäckig hält sich hier unten das Gerücht, daß renommierte Privatkliniken schon seit zwei Jahren dazu übergegangen sind, ihre süchtigen Patienten mit natürlichem Vitamin E zu behandeln. Und das bezieht sich sowohl auf Drogensüchtige wie auf Alkoholiker.

Selbstverständlich kann man nun nicht in solche Kliniken eindringen und dort die Krankheitsgeschichten an sich reißen, um all das zu beweisen, doch warum soll die positive Wirkungskraft des natürlichen Vitamins E nur einigen wenigen vorbehalten sein? Warum betreibt man nicht eine derartige Aufklärung, daß jeder es aus Vernunftsgründen einsieht?

Aus dem Adreßbuch läßt sich entnehmen, wieviel Patientenselbsthilfe-Gruppen es in der Bundesrepublik gibt. Eine solche Bewegung ist auch dann zu befürworten, wenn es auch hin und wieder einmal ein paar Pannen gibt. Und mir ist unverständlich, warum eben solche Patientenhilfsgruppen nicht schon längst allgemeinaufklärend nach dem natürlichen Vitamin E gegriffen haben.

Man kann angesichts solcher Situationen leicht zum Zyniker werden und formulieren: dem natürlichem Vitamin E fehlt es ganz offensichtlich an einer Lobby. Dies wird um so deutlicher, wenn man sich einmal die Werbung für Produkte ansieht, in denen synthetisches Vitamin E enthalten ist. Jeder muß sich selbst die Frage beantworten, ob hier nicht System hintersteckt. Immer dabei die Tatsache vor Augen, daß ja natürliches Vitamin E biologisch rund dreimal mehr Wirksamkeit besitzt als eben das künstliche. Und wo bleiben all die Leute, die sonst nur von Naturmedizin reden und nach natürlichen Produkten rufen, wenn es ums Vitamin E geht?

Ich habe es hier an meinem für Sie ausländischen Wohnort leichter, hier gibt es so gut wie kein synthetisches Vitamin E, sondern fast ausschließlich das natürliche. Allein schon aus diesem Grund kann mir niemand den Eigennutzen bei meinen Äußerungen unterstellen.

Was wir an offiziellen Aussagen über Vitamin E wissen, verdanken wir fast ausnahmslos der Shute-Stiftung. Ich möchte auch als Quellenangabe für dieses Buch darauf hinweisen, daß ich sehr viele Forschungsergebnisse von dort übernommen habe, nachdem ich feststellen mußte, daß sie sich in der Praxis doch immer wieder bestätigten. In Deutschland gibt es zum Beispiel mehr als fünfzig Kliniken, die sich hauptsächlich darauf spezialisiert haben, endogene Ekzeme bei Kleinkindern zu behandeln. Diese Krankheit kommt verhältnismäßig sehr häufig vor, meine eigenen Söhne waren eine Zeit lang davon betroffen. Nur mit Mühe konnten meine Frau und ich damals verhindern, daß anerkannte, renommierte Ärzte unseren Kindern Cortison spritzten, weil das eben so offensichtlich schnell wirkt. Jegliche Einnahme von Cortison ist ein Tod auf Raten. Natürliches Vitamin E hat schon bei sehr vielen Ekzemen völlig untoxisch geholfen. Geschwüre und Ekzeme haben ihre Ursache mit in der Tatsache, daß die betroffene Hautstelle meist unter extremen Sauerstoffmangel leidet. Vitamin E kann diese Mangelerscheinung nach nur vierzehntätiger, hochdosierter Einnahme abbauen. Auch hier liegt also ein Gebiet, das noch weiter erforscht und mit Praxisergebnissen vervollständigt werden müßte.

Mangel an Vitamin E

Jahrelang ist bestritten worden, daß es einen Mangel an Vitamin E beim Menschen geben könne. Jüngste Forschungen widerlegen einwandfrei diese Behauptung. Und ganz sarkastisch muß man sagen: eben weil die Behauptung aufgestellt wurde, es gäbe keinen Mangel an Vitamin E, mußten sehr viele werdende Kinder im Mutterleib sterben. Es ist klinisch bewiesen, daß die embryonale Sterblichkeitsrate rapide zurückgeht, wenn man schwangeren Frauen hochdosiertes Vitamin E gibt.

Und viele Frühgeburten sind immer noch aus dem Mangel an Vitamin E entstanden. Eine besondere Art der Anämie, nämlich die hämolytische, hat ihre Ursache im Vitamin-E-Mangel. Dabei braucht nicht etwa unbedingt die Mutter eines solchen Babys diesen Mangel gehabt zu haben, es genügt ganz einfach der Umstand, daß Vitamin E nicht in ausreichendem Maße über die Plazenta weitergegeben werden konnte. Viele frühgeborene Babies werden heute mit Sauerstoff behandelt. Das Fehlen von Vitamin E könnte bei einer solchen Behandlung das Risiko einer retrolentalen Fibroplasie erhöhen. Diese zur Erblindung führende Krankheit, bei der sich auf der Retina ein Bindegewebe bildet, kann nicht entstehen, wenn das Baby einen normalen Vitamin-E-Spiegel hat. Übrigens, die Muttermilch ist sehr reichhaltig an Vitamin E, was man von der Kuhmilch nicht gerade behaupten kann. Besonders im asiatischen Raum hat sich herausgestellt, daß es vielfach zu einer Anämie kommt, wenn Kinder von der Muttermilch entwöhnt werden.

Natürlich gibt es nicht nur bei unseren Kindern einen Vitamin-E-Mangel. Erwachsene haben weitaus mehr Chancen, darunter zu leiden, als sich viele vorstellen. Jegliche Form des Alkoholismus ruft automatisch eine regelrechte Vitamin-E-Leere im Körper hervor. Bei allen Bauchspeicheldrüsenerkrankungen sinkt der Vitamin-E-Spiegel ganz bedrohlich. Auf der anderen Seite hat man festgestellt, daß Patienten, die ergelmäßig Vitamin E einnahmen, kaum zu Erkrankungen der Bauchspeicheldrüse neigten.

Jede Form von Darmkrankheiten, die meisten bleiben unentdeckt, bringt einen Mangel an Vitamin E, der gefährlich für den Gesamtgesundheitszustand eines Menschen sein kann. Chemische Abführmittel können ihn noch potenzieren.

Ähnlich krasse Formen von Vitamin-E-Mangelerscheinungen treten auch nach Magen-und Darmoperationen auf. Sobald die Galle nicht mehr aureichenden Gallensaft produziert, tritt auch ein Mangel auf. Neuerdings wurde entdeckt, daß alle Funktionsstörungen der sekretproduzierenden Drüsen von akutem Vitamin-E-Mangel begleitet werden.

Potenziert aber werden die Schäden eines Vitamin-E-Mangels noch durch die Tatsache, daß dieses Vitamin ja unter anderem auch in unserem Körper dazu da ist, andere Vitamine wie beispielsweise A, B, C und K zu erhalten und zu schützen. Fehlt einmal Vitamin E, so besteht die große Gefahr, daß eben auch die anderen

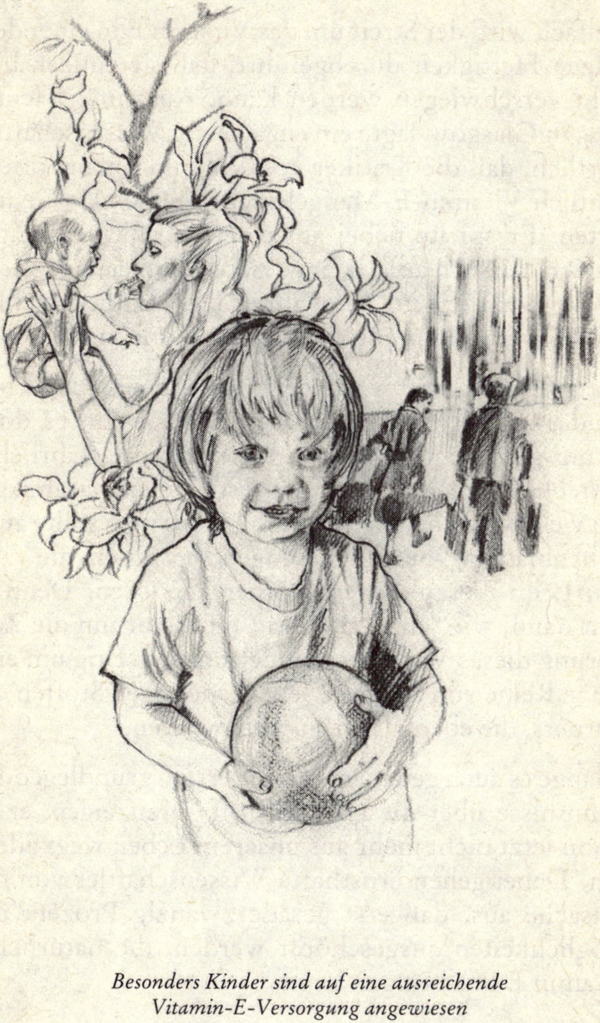

Besonders Kinder sind auf eine ausreichende Vitamin-E-Versorgung angewiesen

Vitamine ihres Schutzes beraubt und vernichtet werden.

Vielfach wird der Streit um das Vitamin E in einer derartigen Heftigkeit durchgeführt, daß sie einfach hier nicht verschwiegen werden kann. Auf einer Fachtagung in Glasgow sagte ein engagierter Wissenschaftler wörtlich, daß die Kritiker von Vitamin E ganz offensichtlich Vitamin-E-Mangelerscheinungen im Gehirn hätten. Er spielte dabei auf einen kürzlich durchgeführten Versuch an, der bewies, daß Anzeichen geistiger Verwirrtheit im Alter ihren Blutbildniederschlag durchaus im Vitaminmangel finden können.

Natürlich soll es jetzt nicht Mode werden, mit solchen Bandagen aufeinander einzuschlagen, wenn es doch darum geht, ganz nüchtern ein völlig ungefährliches Mittel für jeden Menschen zu beschreiben, das ihm gegen viele Krankheiten helfen soll. Und man sollte auch nicht ablassen, vor all den Dingen zu warnen, die Vitamin E im menschlichen Körper zerstören. Denn es geht dann, wie schon erwähnt, nicht nur um die Zerstörung dieses Vitamins, sondern gleichzeitig um eine ganze Reihe von anderen, lebenswichtigen Stoffen des Körpers, die ebenfalls vernichtet werden.

Solange es auch gedauert hat, die ersten grundlegenden Kenntnisse über diesen Vitalstoff aufzuzeigen, er ist schon jetzt nicht mehr aus unserem Leben wegzudenken. Dabei gehen ernsthafte Wissenschaftler von der Tatsache aus, daß erst gerade zwanzig Prozent der Möglichkeiten ausgeschöpft werden, die natürliches Vitamin E uns bringen kann.

Vitamin E in Rußland

Verschafft man sich einmal den Überblick, in welchem Land wohl das höchstdosierte Vitamin E genommen wird, muß man zweifelsfrei sagen: in der UdSSR. Hier werden genau 1200 IE pro Tag empfohlen, während man in Deutschland noch den Ratschlag erteilt, 400 bis 600 IE pro Tag zu nehmen. Ich persönlich halte die russische Dosierung für die beste Empfehlung, aber das ist meine ganz persönliche Meinung, die ich niemanden aufdrängen will.

Lange bevor bei uns im Westen die Erkenntnisse über natürliches Vitamin E in die Praxis umgesetzt wurden, profitierten die Russen von einer besonderen Eigenschaft und Wirkung dieses Vitamins.Ich habe ja schon darauf hingewiesen, daß Vitamin E muskelaufbauend wirkt. Die Russen hatten das natürlich sehr schnell herausgefunden und über Jahre hinweg ihre Spitzensportler regelrecht damit gefüttert. Das kann man übrigens gefahrlos machen, da, wie ja schon gesagt, selbst in höchster Dosierung dieses Vitamin niemals schädlich sein kann. Da tatsächlich die Russen eine gewisse Zeit allein in dem Wissen um die Muskelkraft des Vitamins waren, siegten ihre damit gefütterten Spitzensportler pausenlos, geriet der Westen viele Jahre lang ins Hintertreffen. Natürlich sind diese Zeiten vorbei, denn auch amerikanische Athleten haben schon längst damit begonnen, regelrechte Mastkuren für ihre Muskeln mit Vitamin E zu betreiben.

Zu dieser Entwicklung kann man stehen, wie man will. Auf alle Fälle ist sie weitaus positiver einzuschätzen als die etwaige Einnahme von Anabolika. Vitamin E kann niemals zu einem schädlichen Dopingmittel werden.

Es hat bei den Muskeln zudem noch eine andere Eigenschaft. Solange man dieses Vitamin einnimmt, kann es auch nicht zu den schmerzhaften Muskelkatern kommen, die nicht nur für viele Sportler eine Plage sind, sondern für jeden, der sich einmal anstrengend körperlich betätigen muß.

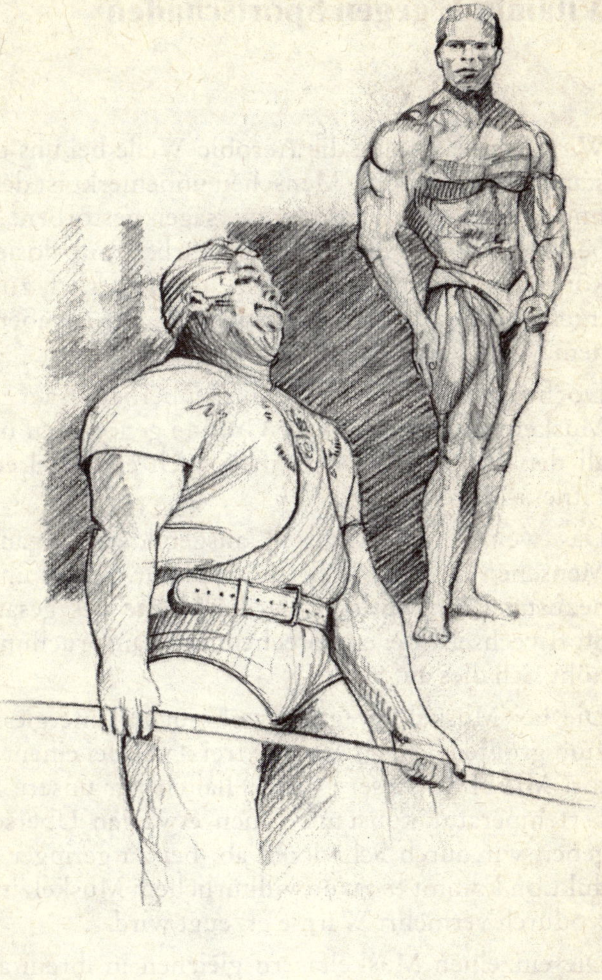

Vitamin E – das ‚Muskelmittel' der russischen Athleten

Vitamin E gegen Sportschäden

Wir haben ja gerade die Aerobic-Welle bei uns überstanden und für viele Menschen unbemerkt ist der Erfinder des Jogging am Herzversagen gestorben. Körperliches Wohlbefinden hat natürlich mit dosierter, körperlicher Betätigung etwas unabänderlich zu tun, irgend einen Hochleistungssport möchte ich aber keinem Menschen ruhigen Gewissens empfehlen.

Doch wie wirkt nun Vitamin E überhaupt auf unser Muskeln, warum ist es im Grunde genommen neben all den anderen Eigenschaften auch ein regelrechtes Fitness-Mittel?

Das weitaus am stärksten ausgebildete Organ des Menschen ist seine Skelettmuskulatur. Schon im Ruhezustand beansprucht sie die Hälfte des gesamten Stoffwechsels. Bei entsprechender Beanspruchung erhöht sich dies auf 90%.

Die bei Muskelbewegung verbrauchte Energie wird zum größten Teil als Wärme frei – wie bei einem Motor. Mit Hilfe dieser Wärme halten wir unsere Körpertemperatur konstant. Einen etwaigen Überschuß geben wir durch Schwitzen ab, bei zu geringer Produktion kommt es zu unwillkürlichem Muskelzittern, wodurch vermehrt Wärme erzeugt wird.

Die einzelnen Muskelfasern gleichen in ihrem allgemeinen Aufbau den übrigen Zellen des menschlichen Körpers, in ihren elektrophysiologischen Eigenschaften den Nervenzellen.

Die erforderliche Betriebsenergie in Form von ATP wird von eigenen Kraftwerken, den Mitochondrien, geliefert. Der ATP (= Energie)-Verbrauch steigt mit der mechanischen Leistung.

Da die speicherbare Energie nur jeweils für 2–3 vollständige Bewegungen reicht, muß ATP mit Hilfe des Stoffwechsels, also durch Verbrennung von Zucker (Glucose), Fettsäuren und Aminosäuren möglichst schnell wieder aufgebaut werden.

Dies geschieht unter Ruhebedingungen praktisch ausschließlich durch die stufenweise Verbrennung von Glucose, wobei der benötigte Sauerstoff aus dem strömenden arteriellen Blut entnommen wird. Unter Belastung jedoch schnellt der Energiebedarf so sprunghaft in die Höhe, daß die Sauerstoffzufuhr nicht ausreicht. In diesem Fall kann die Skelettmuskulatur als einziges Organ vorübergehend auf Sauerstoff verzichten und ihren ATP-Bedarf durch anaeroben Glucoseabbau decken. Die eingegangene „Sauerstoffschuld“ wird erst später, in der Erholungsphase nach geleisteter Arbeit, abgetragen.

Wie in einem Verbundnetz erfolgt die Umschaltung wechselweise von einer Speichereinheit auf die andere. Jeder Prozeß der Energiegewinnung läuft darauf hinaus, daß am Ende der „Zellbrennstoff“ ATP gebildet wird.

Vitamin E (d-alpha-Tocopherol) spielt bei den beschriebenen Vorgängen in der Muskelzelle in doppelter Hinsicht eine Schlüsselrolle:

Als Antioxidans wirkt es membranstabilisierend; besonders die Membranen der Mitochondrien, der wichtigen ATP-Produzenten (Energiekraftwerke), werden durch Vitamin E geschützt. Als Bioenergetikum ökonomisiert auch dieses Vitamin die Sauerstoffnutzung und vermehrt die ATP-Reserven. Prof. Dr. med. K. Maidorn, Berlin, berichtet:

„Bei sehr trainingsintensiven Sportarten klagten Athleten nach ausgedehnter Sprungarbeit (Hock-, Stütz-, Liege-, Seitenausfall-, Wechselsprünge) trotz jahrelangem intensiven Trainings immer wieder über Muskelermüdung und -schmerzen, die auch nach Massage bis zu zwei Tage lang anhielten. Nach einer Vitamin-E-Applikation von bis zu 400 mg gingen diese Symptome rasch zurück. Es ließ sich darüber hinaus sogar ein größeres Trainingspensum durchführen."

Da die meisten Sporttreibenden nur selten die Möglichkeit zur sofortigen Regeneration der Muskulatur haben, kommt es zu einer fortschreitenden Zellschädigung mit Gewebezerstörung unter dem Einfluß der Stoffwechselprodukte (z. B. durch Bildung von Milchsäure).

Ohne mit den Dopingbestimmungen zu kollidieren, kann sich der Sportler durch vorbeugende Maßnahmen wie Einnahme von Vitamin E vor Sofort- oder Spätschäden schützen. Natürliches Vitamin E (d-alpha-Tocopherol) gehört daher in den Diätplan jedes Sportlers, der seine Leistungs- und Belastungsfähigkeit durch individuell angemessenes Muskeltraining steigern will – sei es nun Bodybuilding, Jogging oder Aerobic.

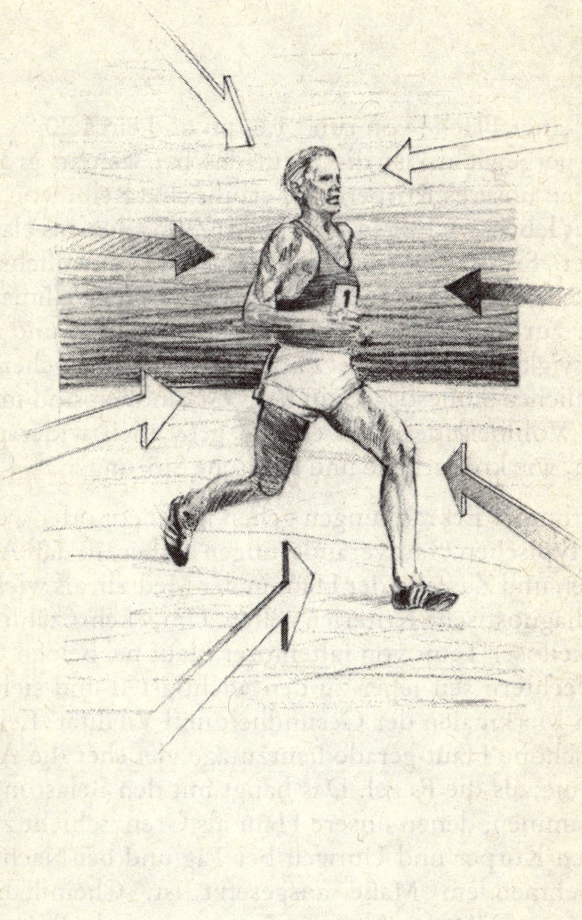

Vitamin E erhöht nicht nur die Muskelkraft, es schützt auch gegen Leistungsabfall

Unsere Haut braucht Vitamin E

Mit einer Fläche von rund 1,6 qm und circa 20 % des Körpergewichts ist die Haut das bei weitem größte Organ unseres Körpers. Sie erfüllt eine Reihe von absolut lebenswichtigen Aufgaben. Zum einen als elastischer Schutzmantel gegen die unterschiedlichsten Schädigungen von außen und als verläßliche Klimaanlage zur Regulierung der Körpertemperatur und des Flüssigkeitshaushaltes. Zum anderen als hochempfindliches Sinnesorgan, in dem Gesundheit und inneres Wohlbefinden sich ebenso getreulich widerspiegeln, wie körperliche und seelische Störungen.

Bestimmte Erkrankungen gehen mit mehr oder weniger typischen Hautveränderungen einher, so daß Aussehen und Zustand der Haut in der Medizin als wichtige diagnostische Kriterien gelten. Umgekehrt zählt ein makelloser Teint von faltenloser Haut bei beiden Geschlechtern seit jeher zu den wichtigsten und sichersten Merkmalen der Gesundheit und Vitalität. Leider ist schöne Haut gerade heutzutage viel eher die Ausnahme, als die Regel. Das hängt mit den Belastungen zusammen, denen unsere Haut als Grenzschicht zwischen Körper und Umwelt bei Tag und bei Nacht in zunehmendem Maße ausgesetzt ist. Chemikalien, Laugen, Dämpfe, Abgase, Zigarettenrauch, Wärme-, UV- und Radiostrahlung bis hin zum unsinnigen Rösten unter südlicher Urlaubssonne oder im kosmetischen Bräunungsstudio: Alles zusammen greift die

Haut an, schwächt ihre Widerstandskraft und beschleunigt mit Flecken und Falten ihr vorzeitiges Altern.

Untrügliches Alarmzeichen dafür, daß die Haut sich nicht mehr wie früher wehren und aus eigener Kraft erneuern kann, ist das ständige Ansteigen von Hautkrankheiten, das von der Medizinstatistik ausgewiesen wird. Allergische und entzündliche Erkrankungen der Haut, Infektionen durch Bakterien und Pilze bis hin zum Hautkrebs – seit Jahren bewegen sich die Erkrankungszahlen nach oben. Wie kann man angesichts dieser Gefahren seine Haut gesund erhalten? Indem man so weit wie möglich den Kontakt mit Schadstoffen vermeidet, Baden und Sonnenbräunen im Urlaub ohne jedes Übermaß betreibt und besonders sorgfältig auf die tägliche Ernährung achtet. Keine Süßigkeiten, wenig Fett, kein Alkohol und natürlich auch kein Nikotin; dafür reichlich Obst, vitaminhaltige Säfte und ausreichende Mengen von Ballaststoffen, um nicht nur die Verdauung sondern auch die Entschlackung anzuregen.

Wer noch mehr für seine Haut tun will, gönnt ihr täglich eine kalte Dusche und eine trockene Massage, um die Durchblutung zu steigern und versorgt sie regelmäßig mit dem Vitamin, das für Schönheit und Elastizität der Haut sorgt, wie kein anderes: Vitamin E (d-alpha Tocopherol).

Vitamin E wird, wie schon beschrieben, hauptsächlich innerlich angewendet und gelangt über das feinverzweigte Kapillarnetz der Blutgefäße direkt in die tiefen Hautschichten. Es unterstützt den notwendigen Regenerationsprozeß, der mit der Abschilferung oberflächlicher Hornschichten endet, kräftigt und strafft die Haut und macht sie Schädigungen gegenüber weniger empfindlich.

Immer mehr Frauen gehen dazu über, Vitamin-E-Kapseln aufzuschneiden und das Vitamin-E-Öl auf geschädigte Hautflächen partiell aufzutragen. D-alpha Tocopherol ist die Formel für natürliches Vitamin E, das über die höchste biologische Aktivität verfügt. Vor allem ab 40, wenn die körperliche und geistige Leistungsfähigkeit die ersten Ermüdungszeichen verrät, und die ersten Falten sich in die Haut eingraben, dann erweist sich dieses Vitalitätsvitamin in vielen Fällen als neue Kraftquelle.

Die segensreiche Kombination Vitamin E + C, hochdosiert

Eigentlich ist es völlig müßig, darüber nachzudenken, wie oft in der Natur die Wirkung eines Grundstoffs dadurch verbessert, gesteigert wird, wenn er mit einem anderen kombiniert wird. Die Wissenschaftler nennen das Synergismus, erreichen mit diesem Ausdruck, daß der Laie nicht mehr weiß, was er damit anfangen soll. Synergetische Wirkungen zweier oder mehrerer Stoffe sind im Grunde genommen Wirkungsoptimierungen. Eine derartige Wirkungsoptimierung erreicht man, wenn man die nun bekannten Vorzüge des Vitamins E mit denen des Vitamins C kombiniert. Der Idealfall ist meiner Meinung dann eingetreten, wenn 200 I.E. Vitamin E mit 500 mg Vitamin C verbunden werden.

Der bekannte amerikanische Wissenschaftler Robert E. Keith wies nach: Die Einnahme von Vitamin E erhöht den Gehalt von Vitamin C im Plasma. Das gleiche gilt für Vitamin C bei der Einnahme von Vitamin E. Da sich der Metabolismus beider Vitamine gegenseitig im Körper günstig beeinflußt, spricht man also berechtigt von einer Synergie.

Nun hat man keinesfalls diese beiden Wirkstoffe kombiniert, nur um eine Wirkungssteigerung in der bereits in diesem Buch beschriebenen Einzelfunktion zu erzielen. Die Überlegung, die man bei der Wirkstoffkombination hatte, geschah unter einem wissenschaftlich völlig anderem Gesichtspunkt, der aber für die Menschen von größter Tragweite sein kann.

Niemand wird wohl ernsthaft noch bezweifeln, daß Nitrosamine krebserregende Stoffe sind, auch wenn diese Aussage noch nicht wissenschaftlich völlig offiziell abgesegnet ist. Für den Normalbürger ist es aber auf der einen Seite völlig unmöglich, sich gegen Nitrosamine völlig zu schützen. Selbstverständlich kann er bei der Auswahl seiner Nahrung besonders vorsichtig sein, beispielsweise keinen Schinken essen oder eben Nichtraucher werden, doch so ganz läßt sich das Entstehen von Nitrosaminen zumindest im Magen- und im Darmtrakt auf diese Weise wohl nicht verhindern.

Die Wirkstoffkombination E + C entstand, weil klinische Beweise in ausreichender Zahl vorlagen, daß mit ihr der Bildung von Nitrosaminen im Körper wirkungsvoll entgegengetreten werden kann.

In aller gebotenen Vorsicht möchte ich in diesem Zusammenhang deshalb von einem Mittel sprechen, das ich selbst als aktive Krebsvorsorge **zusätzlich** zu meinem üblichen Vitamin-E-Konsum verwenden werde. Natürlich halte ich es auch für ein ganz ausgezeichnetes Präparat zur Krebsnachsorge. Durch die Synergie des Mittels wird bei dieser Dosierung aber auch eine wertvolle Hilfe für die Nachbehandlung von Krebspatienten angeboten.

Neben dem Gesichtspunkt der Krebsbekämpfung weist dieses Mittel aber schon jetzt darauf hin, daß es ausgezeichnet zum Zellschutz und zur Immunisierung geeignet ist. Die Wirkung ist dabei so vielfältig, erstreckt sich auf mehr als 80 Krankheiten und Leiden, daß es darüber bereits ab Mitte Januar 1985 von H.U. Nestrak das Buch „Ihre neue Formel für Gesundheit, Vitamin E + C“ gibt. Für 14,80 DM ist es bei allen Zeitschriftenhändlern zu erhalten.

Sonderteil:

Vitalkur mit Vitamin E

Zweifelsfrei dürfte der aufmerksame Leser dieses Buches gemerkt haben, daß ich Aerobic und andere Modeerscheinungen schlicht für gesundheitsgefährdenden Unsinn halte. Dabei bin ich aber keinesfalls ein Feind von sinnvollen Gymnastikübungen, halte sie für verschiedene Gesundheitsbereiche sogar für unverzichtbar.

Professor Dr. med. H.-P. Jensen, Kiel, einer der ersten Wissenschaftler, der in Deutschland natürliches, hochdosiertes Vitamin E in Verbindung mit Bewegungsübungen für die Wirbelsäule einführte, gab mir, wie ich unumwunden und mit Dank zugeben möchte, den Anstoß für die Propagierung der nachstehend abgebildeten Übungen.

Sie sind täglich dreimal, aber höchstens über einen Zeitraum von fünf Minuten durchzuführen. Eine Stunde vor jeder Übungsperiode sollte man Vitamin E (eine Kapsel) einnehmen.

Wenn Sie sich die Aussagen über den Stoffwechsel bei Muskelbeanspruchungen in diesem Buch vergegenwärtigen, kommen Sie selbst auch leicht zu dem Schluß, daß man mit den nachstehend abgebildeten Übungen, vorausgesetzt jede wird langsam und keineswegs hastig durchgeführt, zu einer optimalen Ausnutzung des Vitamins E für den Körper kommt.

Sofern Sie Schmerzen an bestimmten Gliedern haben, sollten Sie, wie schon im Kosmetik-Teil beschrieben, die betreffende Stelle mit dem Inhalt einer aufgeschnittenen Kapsel Vitamin E einreiben.

Bitte denken Sie daran, bei den Abbildungen handelt es sich um wissenschaftlich erarbeitete Gesundheitsübungen, nicht um ein Fitneßprogramm. Solche Dinge sollten Sie den Sportlern überlassen.

Verändern Sie auch niemals die Reihenfolge unserer Übungen, da sonst die Gefahr einer leichten Muskelverkrampfung besteht. Und wie schon gesagt: es geht bei dieser Gymnastik um Ihre Gesundheit, nicht um Hochleistung.

Leserfragen

Selbstverständlich läßt sich über natürliches Vitamin E noch weitaus mehr berichten. Nur, in einem Taschenbuch ist dafür kein ausreichender Platz. Ihre vorliegende Broschüre basiert auf meinem Buch „Lexikon des langen Lebens“, Edition Aktuell, 5750 Menden, Sauerland. Ich bin jedoch nicht der Autor, der sich bei Fragen seiner Leser mit dem Verweis auf ein anderes Buch versteckt. Leseranfragen erreichen mich deshalb unter der Adresse: Edition publipress, Via Campagna, CH-6934 Bioggio/Lugano, Schweiz. Bei der Fülle meiner Leserpost bitte ich um Verständnis, wenn nur noch Briefe beantwortet werden können, denen auch ein internationaler Postwertcoupon beiliegt. Rechnen Sie bedingt durch meine vielen Reisen mit einer Antwortdauer von vier Wochen.

Der Autor.

Quellenverzeichnis

Wer sich wie ich schon über ein Jahrzehnt mit der Wirkung von natürlichem Vitamin E beschäftigt hat, kann natürlich hier unmöglich all die Quellen angeben, die er im Laufe der Zeit studiert hat. Ich habe mich deshalb auf die Angabe der wichtigsten Werke beschränkt, die meine Arbeit entscheidend beeinflußt haben:

Maden M. (Natl. Inst. Med., Res., London, UK). VITAMIN A AND THE CONTROL OF PATTERN IN REGENERATING LIMBS. Prog. Clin. Biol. Res. 1983; 110: 445–54.

Axolotls immersed in retinol palmitate solns. after limb amputations at the radius and ulna regenerated limbs with extra bone length and extra joints and bones. The occurrence of extra material increased with increasing dose of retinol palmitate (dose: 15, 75, or 150 IU/ml). Other retinoids had similar effects in producing malformations. With other vitamins (thiamin, riboflavin, B_6, C and E) only an occasional decrease in no. of digits was observed and fusion of phalanges was observed with vitamin E only.

Cowey CB, Adron JW, Youngson A. (Inst. Mar. Biochem., NERC, Aberdeen, UK) THE VITAMIN E REQUIREMENT OF RAINBOW TROUT (SALMO GARDNERI) GIVEN DIETS CONTAINING POLYUNSATURATED FATTY ACIDS DERIVED FROM FISH OIL. Aquaculture 1983; 30: 85–93.

Increased erythrocyte fragility occurred in fish given diets low in E. Little or no malonaldehyde was formed in microsomes from trout fed diets contg. 5 mg E/100 g which was considered adequate. Microsomes from muscle of trout fed 2 mg/100 g were more susceptable to peroxidation in vitro than those obtained from gill, heart or liver.

Thode Jensen P, Nielsen HE, Danielsen V, Leth T. (State Vet. Serum Lab., Copenhagen, Den.). EFFECT OF DIETARY FAT QUALITY AND VITAMIN E ON THE ANTIOXIDANT POTENTIAL OF PIGS. Acta Vet. Scand 1983; 24: 135–47.

The erythrocycte lipid peroxidation and the plasma E levels suggest that 15 mg E/kg barley-based feed will not be sufficient for growing pigs.

Zuckerman BM, Geist MA. (Lab. Experimental Biology, Univ. Massachusetts, East Wareham, MA 02538). EFFECTS OF VITAMIN E ON THE NEMATODE CAENORHABDITIS ELEGANS. Age 1983; 6: 1–4.

Vitamin E at 200 ug/ml significantly extended the mean life-span and maximum life-span of the nematode when supplied early in the prereproductive stage. It increased growth but did not affect fecundity or the length of the reproductive period. The effect was not passed on to the progeny.

Colnago GL, Gore T, Jensen LS, Long PL. (Dept. Poultry Sci., Georgia, Athens, Georgia 30602). AMELIORATION OF PALE BIRD SYNDROME IN CHICKS BY VITAMIN E AND SELENIUM. Avian Diseases 1983; 27: 312–16.

Supplementation of E and/or Se to a corn-soybean diet fed to broiler chicks ameliorated the affect of an outbreak of pale bird syndrome diagnosed when the chicks were 3 weeks old.

Hirai S, Okamoto K, Morimatsu M. (Sch. Med., Gunma Univ., Maebashi, Japan). LIPID PEROXIDE IN THE AGING PROGRESS. Lipid Peroxides Biol. Med., (Proc. Int. Conf. 1980) Publ. 1982; 305–15. Ed. Yagi K., Academic: New York.

In rats fed E-deficient diet, lipofuscin pigments accumulate at a faster rate than in age-matched controls. When rabbits were injected (i. v.) with 15-hydroperoxyarachidonate, the aorta showed marked exfoliation of the intima and occasional adhesion of platelets to the damaged area. Thus lipid peroxidation can be correlated to both normal and pathol. aging.

Voskresenskii ON, Bobyrev VN, et al. (Poltav. Med. Inst. Stomatol., Poltava, USSR). CHRONIC POLYANTIOXIDANT

INSUFFICIENCY AS A MODEL OF AGING. Dokl Akad Nauk SSSR 1983; 268: 470–3.

Male rabbits given a semipurified diet deficient in α-tocopherol, ubiquinone, ascorbic acid, ergothioneine and Se showed symptoms of premature aging within 50–100 days.

Mihailovic M, Pavlovic A, Radetic P, et al. (Fac. Vet. Med., Belgrade, Yugoslavia). INFLUENCE OF FEED SUPPLEMENTATION WITH SELENIUM AND VITAMIN E ON GLUTATHIONE PEROXIDASE ACTIVITY AND REPRODUCTION IN PIGS. Acta Vet 1982; 32: 275–8.

Sows which received supplement of Se (0.1 ppm) and vitamin E (50 mg/Kg feed) during the 2nd half of pregnancy had higher glutathione peroxidase activity at farrowing. There was no difference between supplemented and control groups in the no. of live born piglets at birth but the number of still-born piglets per litter was lower in the supplemented group. Litter size at weaning (4 wk) was higher in the supplemented group and mortality from birth to weaning was half that of control groups.

Isuev AR, Kebedmagomedova KM et al. (Dagestan. Gos. Univ., Makhachkala, USSR). LIPID PEROXIDES AND ANTIOXIDANTS IN THE EMBRYONIC PERIOD OF THE STELLATE STURGEON ACIPENSER STELLATUS PALLAS (ACIPENSERIDAE). Vopr Ikhtiol 1982; 22: 1035–8.

Lipid peroxidation determined in stellate sturgeon embryos at various stages of development following maternal i. m. injection of α-tocopheryl acetate (l) or PGE (II). At most states the injection of I or II reduced the level of lipid peroxidation, reduced the level of lipid hydroperoxides and increased the level of malonaldehyde as a result of increased hydroperoxide decomposition. The injections of both also increased the fertilizability of the eggs, the extent of hatching, and the survivability of the resulting larva.

Dhillan AS, Winterfield RW. (Washington State Univ., Puyallup, Washington 98371 and Sch. Vet. Med., Purdue Univ., W. Lafayette, Indiana 47907). SELENIUM-VITAMIN E

DEFICIENCY IN CAPTIVE WILD DUCKS. Avian Dis 1983; 27: 527–30.

Deficiency was noted in nine species of wild ducks, at 8 weeks, that were kept on a large floor pen. Apparently, there is a need for establishing micronutrient requirements for various species of wild waterfowl.

Bartov I. (Volcani Cent., Agric. Res. Organ., 50250 Bet Dagan, Israel). EFFECT OF VARIOUS DIETARY FACTORS AND AGE ON PLASMA α-TOCOPHEROL CONCENTRATION OF TURKEYS. Poult Sci 1983; 62: 635–41.

Plasma E related to E intake. In 4 wk old poults plateau was observed at 30 mg all-rac-α-tocopheryl acetate. Increasing soy bean oil in diets contg. 10, 15 and 100 mg of E from 0.5 to 3.0 % significantly elevated plasma E. Increasing Se from 0.1 to 1.1 ppm did not affect plasma level of E. α-Tocopherol and α-tocopheryl acetate at 40 mg/Kg diet had similar effect on plasma α-tocopherol concn.

Rubtsova LF, Tokobaev EM. (USSR). EFFECT OF A COMPLEX OF VITAMINS A B_6 AND E AND SALTS OF IODINE, COBALT AND COPPER ON PROTEIN AND MINERAL METABOLISM AND PRODUCTIVITY OF LAMBS. Mikroelem Zhivotnovod Rastenievod 1982; 20: 16–37.

No differences in wt. gain and blood indices were obsd. The mixture of 3 vitamins led to better S retention than control feed.

Aituganov MD, Korokhova VV. (USSR). EFFECT OF VITAMINS E, B_6 AND C AND AMMONIUM SULFATE ON METABOLISM OF NITROGEN, CALCIUM AND PHOSPHORUS AND PRODUCTIVITY OF LAMBS. Mikroelem Zhivotnovod Rastenievod 1982; 20: 53–62.

Supplements of E plus NH_4 SO_4 led to best wool production.

Watanabe T, Tamiya T., et al. (Lab. Fish Nutr., Tokyo Univ., Fish., Tokyo, Japan). NUTRITIONAL STUDIES IN THE SEED PRODUCTION OF FISH. XIII. IMPROVEMENT OF DIETARY VALUE OF LIVE FOODS FOR FISH LARVAE BY FEEDING THEM ON w3 HIGHLY UNSATURATED FATTY ACIDS AND FAT-SOLUBLE VITAMINS. Nippon Suisan Gakkaishi 1983; 49: 471–9.

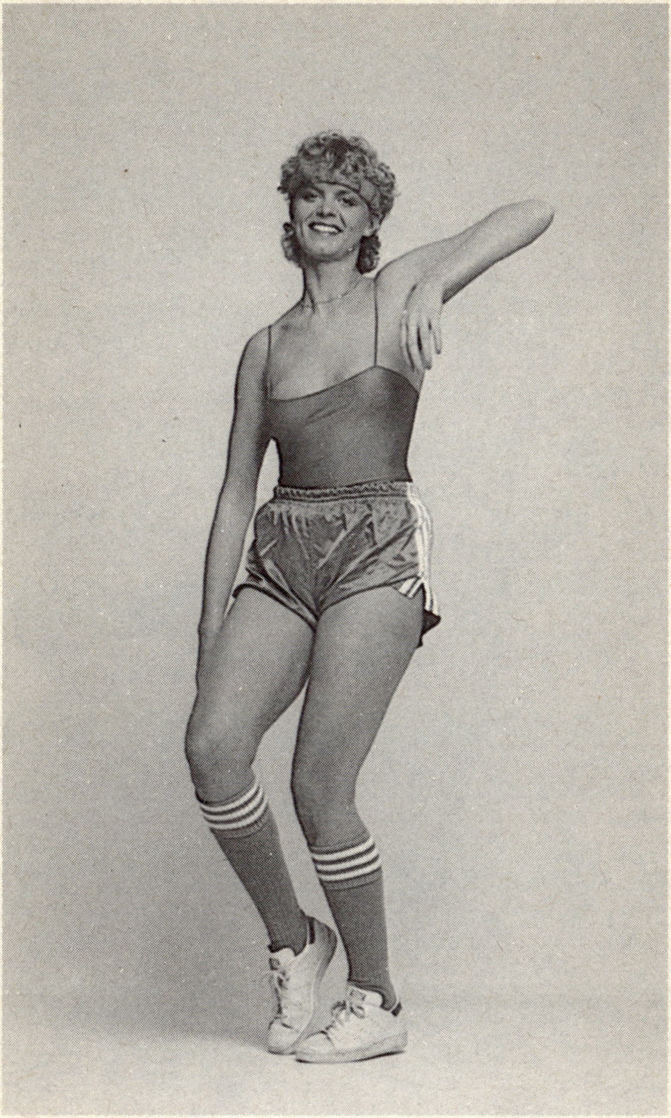

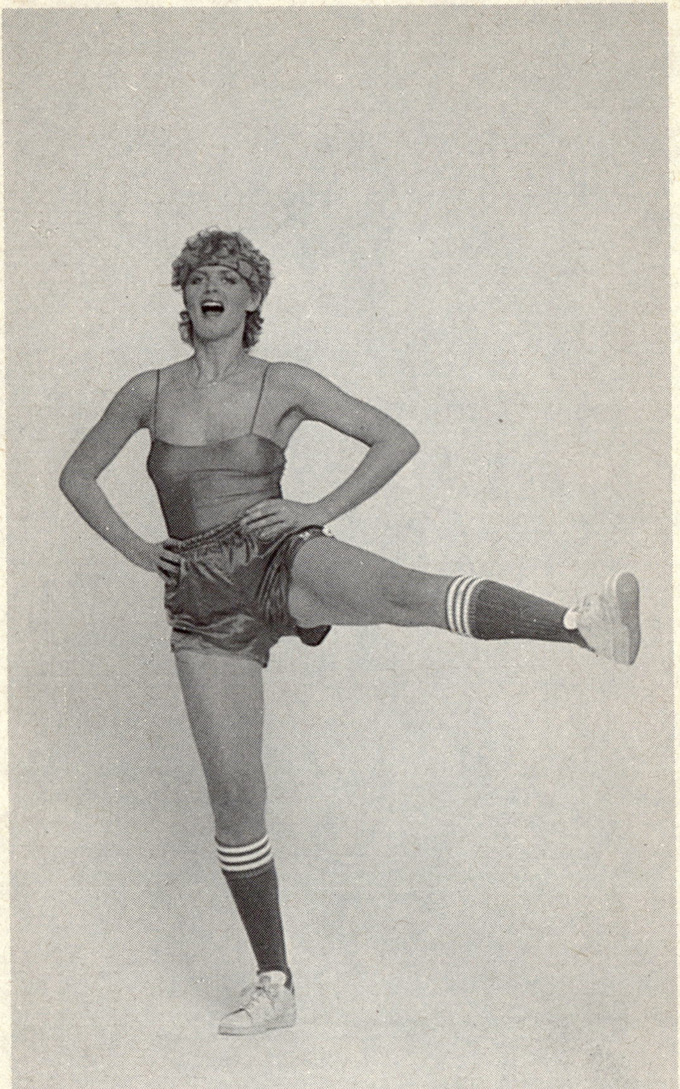

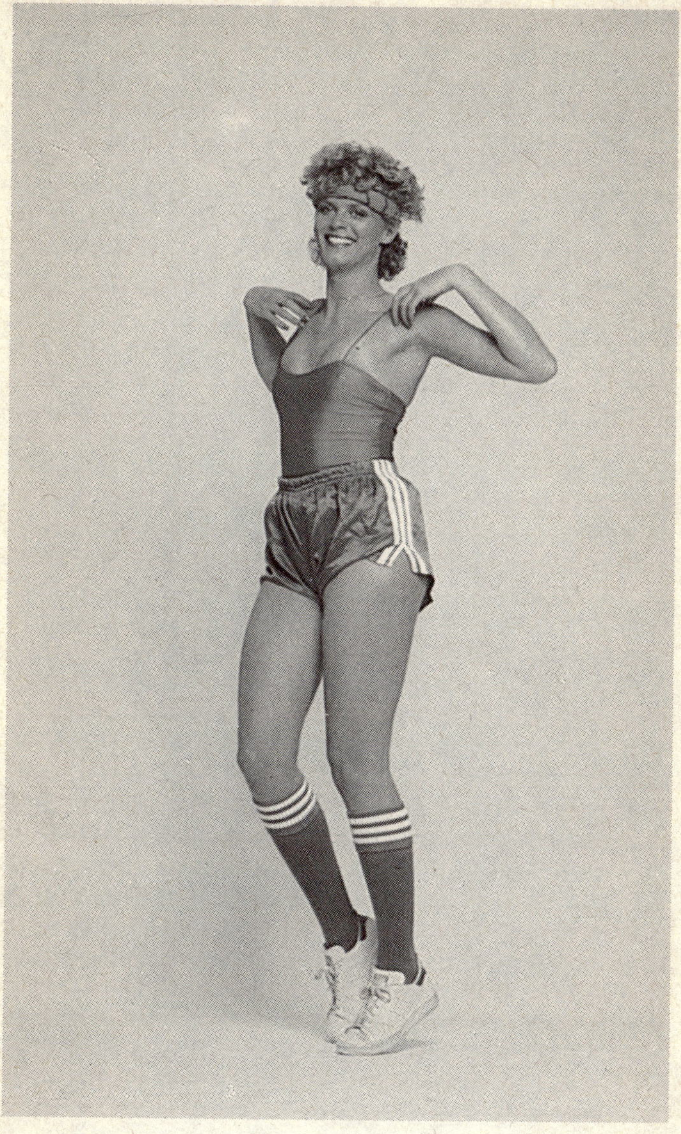

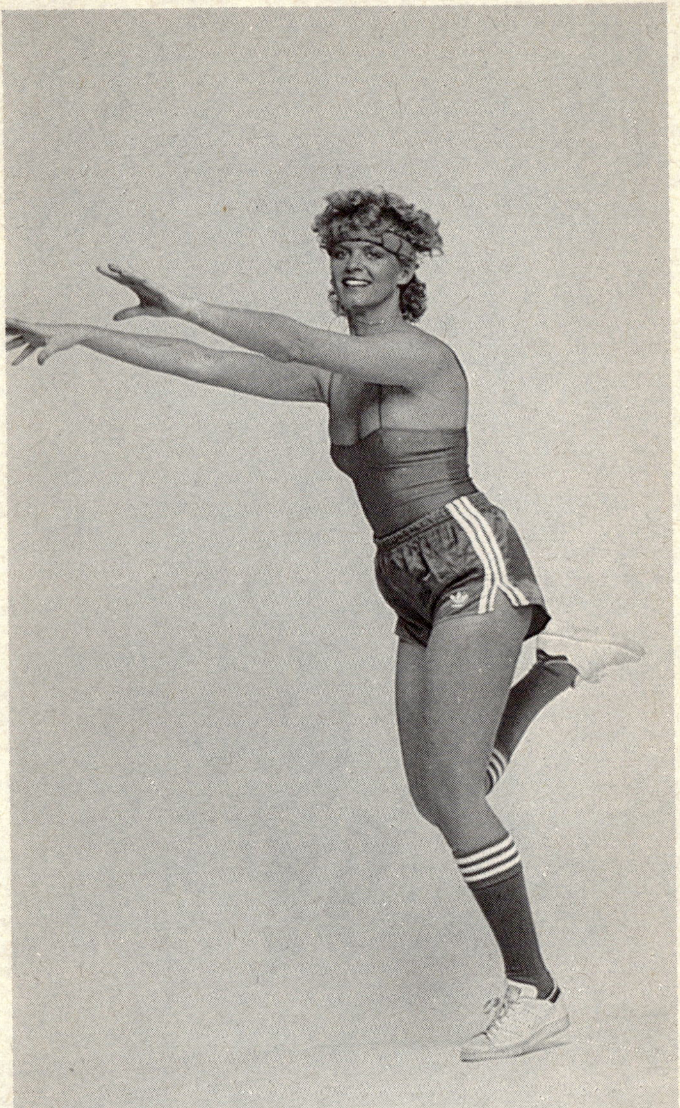

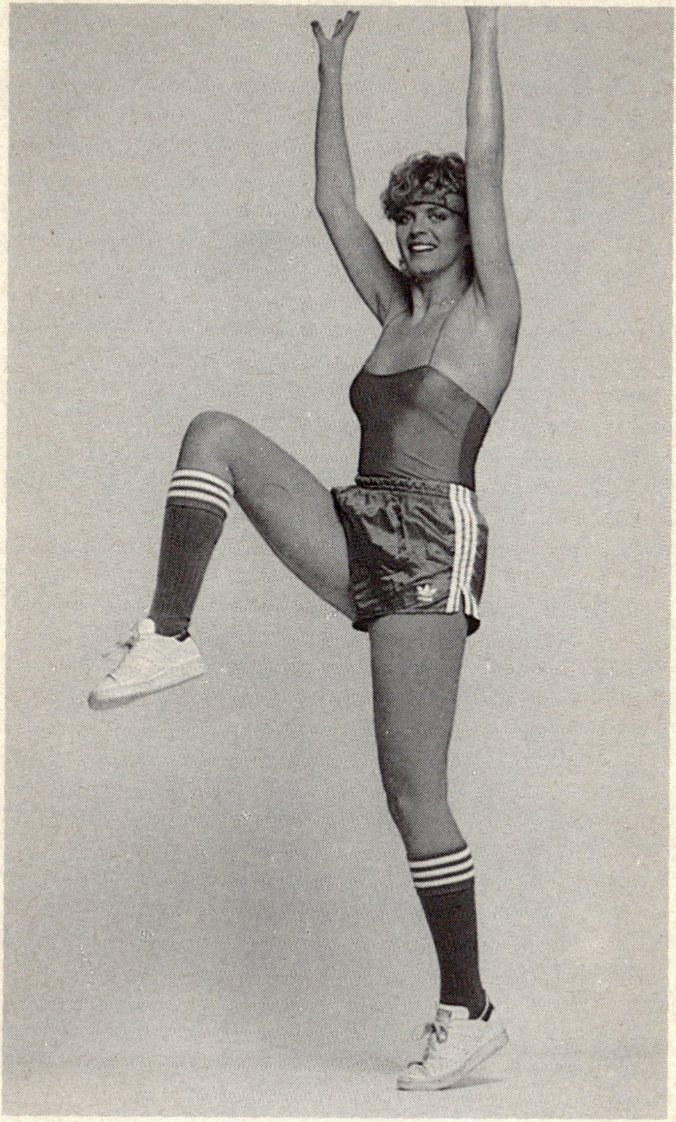

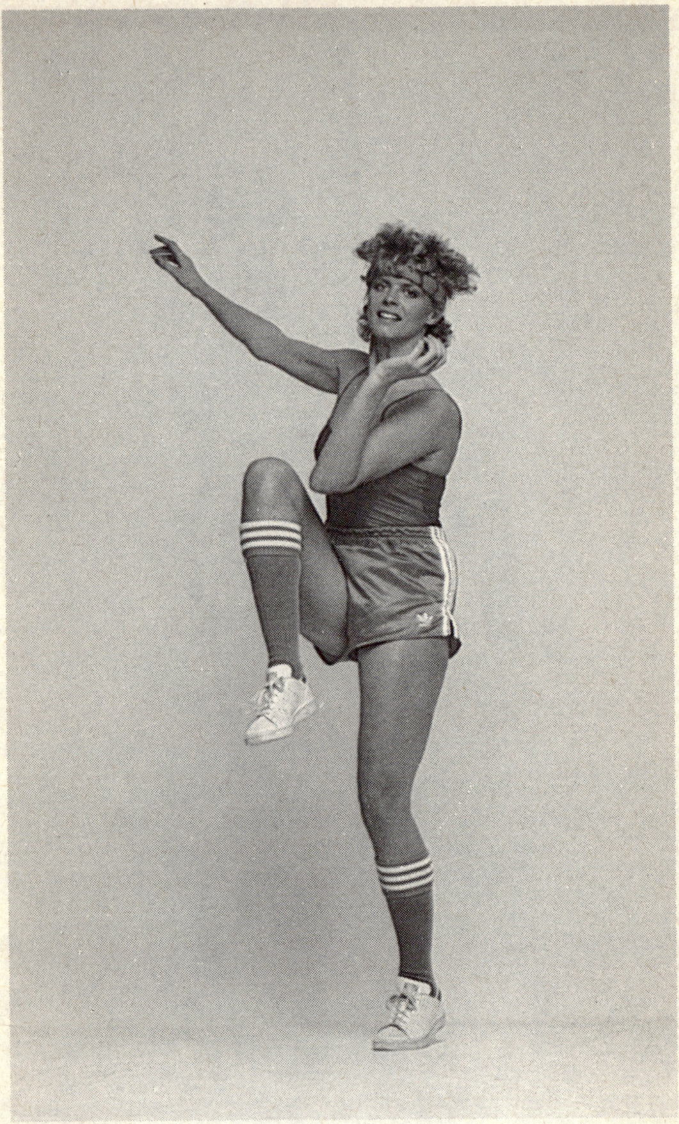

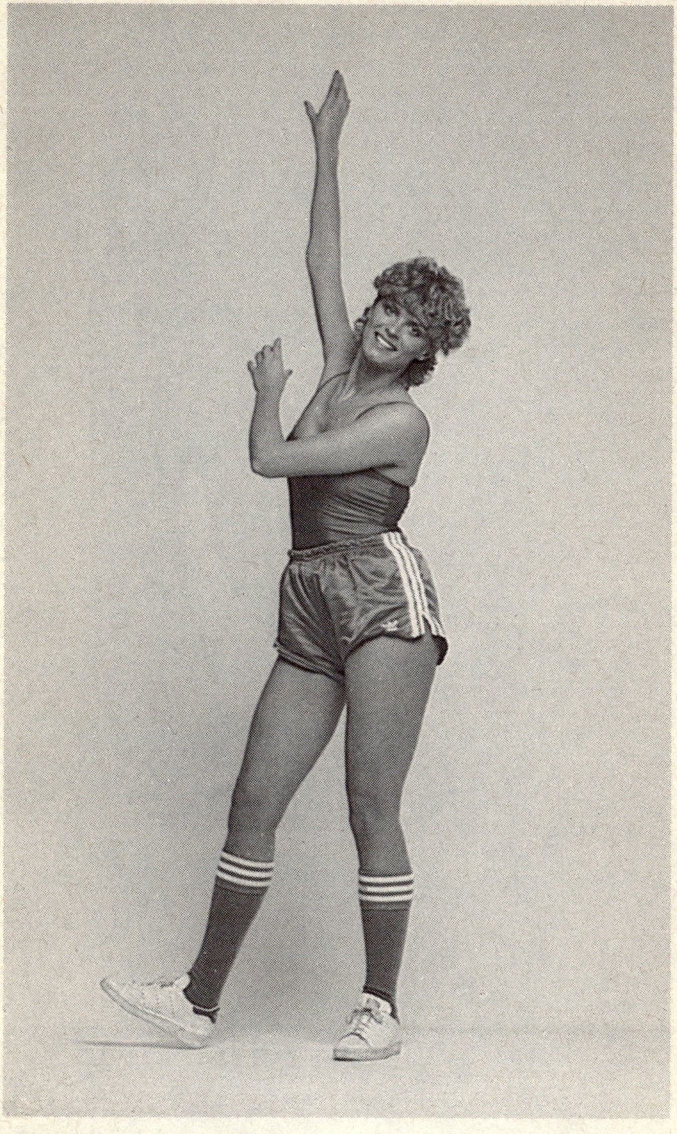

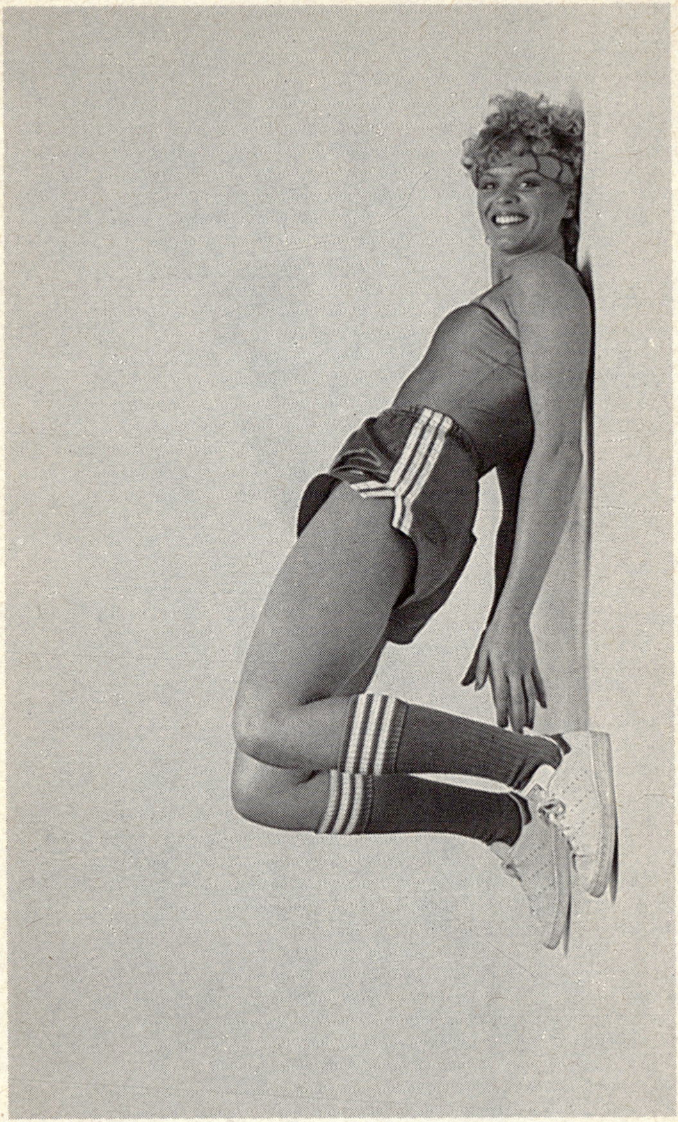

Nahrungsmittel	Tocopherol insgesamt (mg/100 g)	davon d-alpha Tocopherol (mg/100 g)
Frische Früchte:		
Äpfel	0,51	0,31
Bananen	0,42	0,22
Erdbeeren	0,40	0,21
Melonen	0,31	0,14
Pampelmusen	0,25	0,21
Orangen	0,23	0,22
Orangensaft	0,20	0,04
Tomatensaft (Konserve)	0,71	0,22
Pampelmusensaft (Konserve)	0,18	0,04
Gemüse:		
Kartoffelchips	11,40	6,40
fritierte Zwiebelringe	6,40	0,65
Süßkartoffeln	4,00	4,00
Rübenkraut	2,24	2,19
frische Erbsen	1,73	0,55
frische grüne Bohnen	1,68	0,47
Pommes frites (Produkt B)	1,59	0,43
gebackene Bohnen	1,16	0,14
Tomaten	0,85	0,40
gefrorene Erbsen, gekocht	0,65	0,25
gefrorene Erbsen, roh	0,64	0,22
Sellerie	0,57	0,38
Pommes frites (Produkt A)	0,36	0,12
gelbe Zwiebeln	0,34	0,22

Nahrungsmittel	Tocopherol insgesamt (mg/100 g)	davon d-alpha Tocopherol (mg/100 g)
Gemüse: (Fortsetzung)		
gefrorene, geschnittene grüne Bohnen, gekocht	0,25	0,11
gefrorene, geschnittene grüne Bohnen ungekocht	0,24	0,09
Karotten	0,21	0,11
Salat	0,17	0,06
rohe Kartoffeln	0,085	0,053
gekochte Kartoffeln	0,061	0,043
gebackene Kartoffeln	0,055	0,027
grüne Bohnen (Konserve)	0,05	0,03
Erbsen (Konserve)	0,04	0,02
Getreide:		
Haferflocken	3,23	2,27
Muesli	3,20	1,72
brauner Reis	2,40	1,20
All-Bran*	2,00	2,27
Weetabix*	1,80	0,87
Puff-Weizen	1,70	0,85
Grapenuts*	1,60	0,77
Ready Brek*	1,20	0,62
Shredded Wheat	1,00	0,52
polierter Reis	0,62	0,35
Rice Krispies*	0,60	0,31
Special K*	0,50	0,22
Cornflakes*	0,40	0,22
gekochter weißer Reis	0,27	0,18